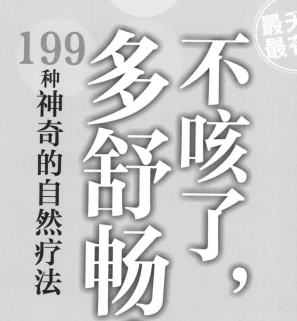

最天然
最有效

199种神奇的自然疗法

不咳了,多舒畅!

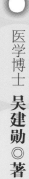

U0333898

医学博士 吴建勋◎著

青岛出版社
QINGDAO PUBLISHING HOUSE

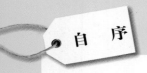

向呼吸道感染说bye bye的无药秘诀

小时候，我常为鼻子过敏所苦，每天一觉醒来，就开始不断地擤鼻涕，当时并未流行小包面纸，自己随身的手帕往往擤了又擤，湿透了就洗一洗再重复使用，所以身上放手帕的口袋位置总是湿淋淋的。时间久了就容易感冒，这让我母亲伤透了脑筋。

虽然自己的祖父是老中医师，但当时我父亲因为工作的原因经常带着妻小更换住所，一会儿在基隆，一会儿在高雄，因此无法随时找住在彰化的祖父看诊开药。我记得非常清楚，有一次，我母亲带我前往埔里一间口碑不错的中药房，直接配吃鼻子过敏的药，刚开始服用没多久，就发觉胃口好得不得了，每一餐必须吃五六碗饭才会饱，吃了差不多三个月，我变成了一位小胖子，可是鼻子过敏的情形仍时好时坏，无法断根。

我母亲心想换换西医，说不定有用，就带我前往西医的耳鼻喉科，医师用很长的夹子夹着沾了药水的棉花，就往我鼻子深处钻进去，感觉上好像一路钻到两眼之间，痛苦得不得了，一直猛掉眼泪，让我非常畏惧前去就医，结果病况仍未好转，无法治愈。

后来，在初二时，我跟着武术名家尹千合先生学习武术，每天练习蹲马步、拳脚套路、刀、剑、棍、呼吸吐纳等功夫数小时。由于很感兴趣，一点也不会感觉累或吃苦，练着练着三个月过去，也没吃什么药，鼻子过敏居然几乎痊愈了，这说明中国功夫内外兼修的确有其独到之处。

我女儿也遗传我部分的过敏体质，天气较冷或冷气强一点，她就开始猛打喷嚏、眼鼻发痒，以及头昏脑涨。后来我教她每天练习小绵掌功夫、金鸡独立、耗腿拉筋，并在睡前做几分钟倒立运动或打坐调息，同时服用牛樟芝、沸活量等健康食品，现在一吹到冷风，顶多打一两个喷嚏，就没事了。

　　我母亲年过六十后，容易气喘、皮肤过敏发痒及痰黏不易咳出，她总是吃西药与用喷剂来控制，长期下来她的元气大大耗损，不仅皮肤变得粗糙，就连双脚也越来越没力气，每次坐下若超过一小时，起身时双膝总麻木不仁，需要用双手不断地拍打膝盖周围数分钟后，才能慢慢起身，生活能力大受影响。后来，我开始经常地回老家帮她按摩经络与针灸穴位，并给她吃些牛樟芝、冬虫夏草鸡精、黑木耳汁、白木耳汁、人参精等健康食品，逐渐地她的双腿越来越有力，呼吸也越来越顺，西药也越吃越少了。

　　呼吸道的问题层出不穷，几乎每个家庭每天都得面对它，无论是咳嗽、感冒、气喘、喉咙痛，还是过敏，其实并不需要长期吃药，倘若我们懂得运用按摩穴位、敲打经络、对症食疗、呼吸吐纳之法，相信你很快就会脱离呼吸道疾病的苦海，本书内容提供最简便有效的方法，能迅速脱离感冒和咳嗽等不适，希望各位亲爱的读者都能大口呼吸，长寿健康！

吴建勋

CONTENTS 目录

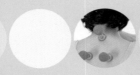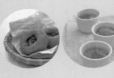

PART 5
气喘、过敏&其他难题常出现，
照样解决没问题！ 154

PART 6
感冒、咳嗽、呼吸道气喘，通通治有妙招！

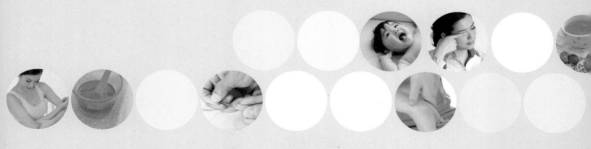

神准找穴
目 录

头部穴位

颈部穴位

胸部穴位

腹部穴位

背部穴位

手部穴位

脚部穴位

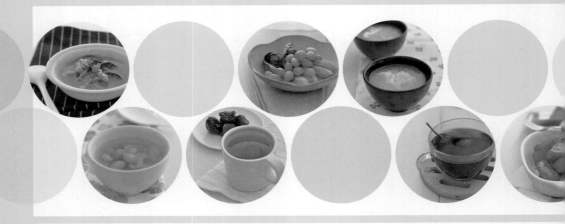

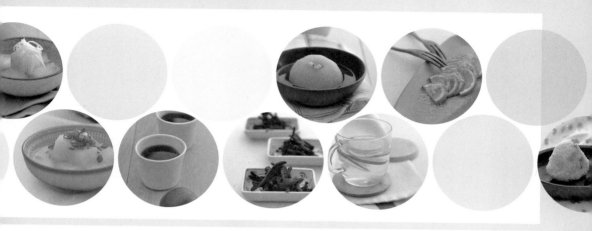

PART 4

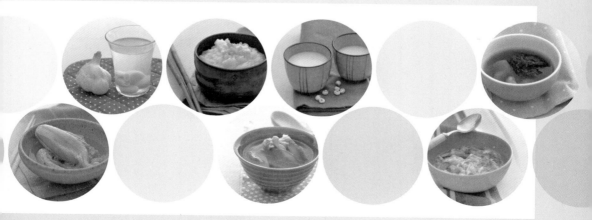

PART 01
呼吸道疾病10大问题！

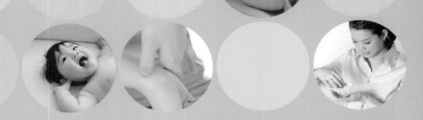

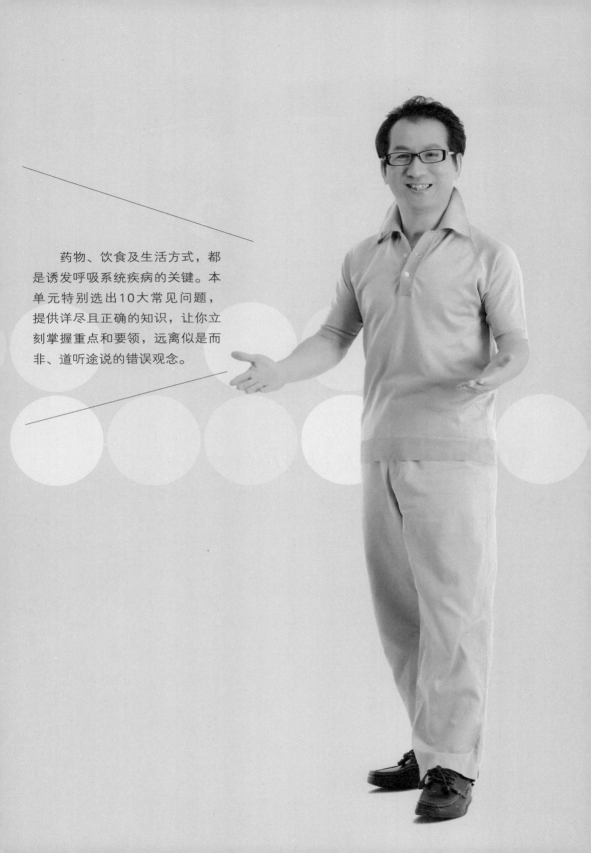

　　药物、饮食及生活方式，都是诱发呼吸系统疾病的关键。本单元特别选出10大常见问题，提供详尽且正确的知识，让你立刻掌握重点和要领，远离似是而非、道听途说的错误观念。

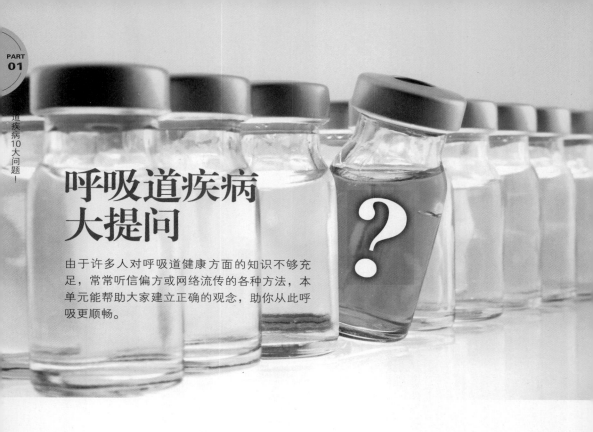

呼吸道疾病
大提问

由于许多人对呼吸道健康方面的知识不够充足，常常听信偏方或网络流传的各种方法，本单元能帮助大家建立正确的观念，助你从此呼吸更顺畅。

Q1. 感冒、咳嗽及过敏应该吃药吗？

Ans. 有些人习惯服用咳嗽药水、综合感冒糖浆或喉糖来止咳化痰，但效果却不一定符合自己的期望。有的止咳感冒产品还添加了各式各样的味道，让人更容易入口，这些药物通常混有数种药用成分，例如：可待因、减少鼻水分泌作用的抗组胺及支气管扩张剂，吃多了，可能会有上瘾的风险。

常吃感冒药吗？小心副作用侵蚀你的健康！

事实上，这些药中所含的不同成分是针对不同的症状，若一起服用，多半会对身心造成负面的影响，因为当你有咳嗽而没有流鼻涕时，吃了含有治鼻涕的成分，等于加重体内的负担。药吃得越多，越容易出现目光散漫、昏昏欲睡、瞳孔放大、失去方向感、语言不清、记忆力减退等副作用。若大量使用，会引起幻觉、幻听，与精神分裂的症状相似，呼吸系统受到影响，心跳也变得不规律。倘若长期滥用这些药物，可能导致更多的问题，如疲倦、无食欲、手抖、大汗淋漓、便秘、小便失常、皮肤和口腔干燥、蛀牙（因药水的糖分很高）等毛病，或引起失眠、精神紧张及情绪不稳的问题。

了解感冒的病程，不要求快

许多人想要自行抑制咳嗽，以减轻咳嗽对喉咙所带来的不适，但效果并不明显。咳嗽，其实是保护人体的重要防卫机制，清除体内异物、细菌及病毒等有害物质，如果一直使用药物来压抑呼吸道清除异物的本能反应，反而容易使痰液持续停留在呼吸道中，甚至引发进一步的感染，使症状加重。

因此最好服用由医生开立正确且合适的处方，才是最安全有效的方法。只是许多民众仍盲目滥用，例如：一感冒，就把感冒或咳嗽糖浆当做饮料来喝；原本一瓶药须分三次使用，为了求速效却整瓶整瓶地灌，甚至还喝上瘾，购买整箱屯货，不知不觉在一天之中喝好几瓶，长久下来，身体不堪负荷，导致肾衰竭而不得不洗肾的病例急剧增加，令人不胜唏嘘。

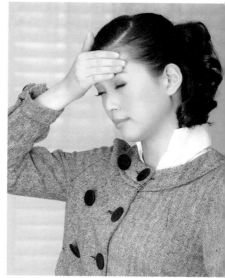

长期滥用感冒药，容易造成疲倦、精神紧张，甚至情绪不稳等问题。

Q2. 喉咙卡卡，含喉糖有效吗？

Ans. 喉糖吃起来凉凉的，含在嘴里很舒服，确实能达到润喉爽声的功能，但若想用喉糖改善咳嗽，实际上只能稍加缓解，并无太大的止咳疗效。若单纯因喉咙使用过度而引起的声音沙哑或疼痛，可吃喉糖来舒缓不适，倘若有发炎的情形，则不适合。

喉糖吃多了，恐丧失味觉

一般市售喉糖都会添加薄荷，若吃太多，可能会影响舌头味蕾，导致味觉短暂消失，吃不出东西或饮料的味道，同时也会让嗅觉变得迟钝。加上喉糖当中的"凉性挥发物质"，容易使呼吸道黏膜更为干燥，没有办法分泌滋润物质，反而会造成喉部紧绷，使咳嗽加剧，建议一天不要吃超过5～6颗。

另外，为了使喉糖的口感更佳，许多厂商会加入较高的糖分，可能会引起蛀牙，造成牙齿疼痛，建议吃完后最好刷牙或漱口，以保持口腔健康。同时，太多的糖分也容易造成发胖，因此有肥胖或糖尿病的患者要少吃。

喉咙长期不适，最好找医师诊治

无论是因为感冒还是说太多话而造成喉咙不适，都可以喝温开水来减缓疼痛，并给予喉咙滋润。喉咙不舒服时，不妨用温盐水漱口，可降低病毒数量，帮助减轻喉咙不适。温盐水的制作很简单，使用100ml温开水加5克盐即可，但记得不要喝下去。

若喉咙持续不适长达一周，建议寻求医师的诊治，不可以过度依赖喉糖，毕竟喉糖只是辅助性质，唯有接受专业医师的诊断，才能及早发现及早治疗，帮助你尽早摆脱咳个不停的情形。

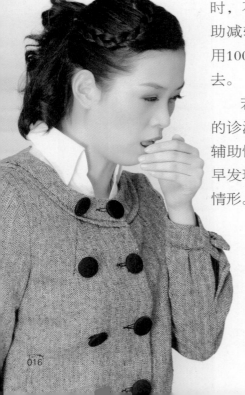

咳不停，千万别轻忽！因为有可能造成支气管扩张，或更严重的呼吸道疾病。

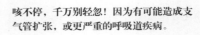

Q3. 咳不停，何时需就医？

Ans. 对于较频繁和剧烈的咳嗽，且影响到日常生活和工作，例如：半夜咳到无法入睡，或令同事无法专心工作，尤其兼有发烧、咳血、使用药物已有一段时间仍无法有效止咳、咳嗽表现急遽改变、年龄较大或免疫力差者，就应该迅速就医，以便对症下药，或使用其他自然、物理疗法来止咳。

轻微咳嗽或偶发的咳嗽，或许只是因为些许的外来物突然跑进了喉咙，或是痰突然增多了，许多时候情况会自行逐步缓解，不必急着前往药房购买成药吞下肚。

Q4. 呼吸道感染该看西医还是中医好？

Ans. 大多数的咳嗽，经常是感冒后所造成的，而体质虚寒的人一吃到性寒的食物，咳嗽更加严重。刚开始时，病人会先自行到西药房买止咳、化痰或消炎的成药来服用，倘若效果不佳，还是咳得很厉害，此时就会寻求医师诊治。

中西医并治，效果加倍

中医一般把咳嗽简单分为热咳与寒咳。热咳多见于咳嗽初期，咳痰偏黄色，常带有咽喉痛，西药常用止咳、化痰、消炎药，中医则用麦门冬汤、清燥救肺汤等凉性药来平衡与治疗。至于寒咳多见于久咳、咳痰白浊色、常有喉痒的感觉，若吃到冰冷或性寒的食物往往会咳得更厉害，甚至影响睡眠。一般的止咳西药效果不彰，中医则常

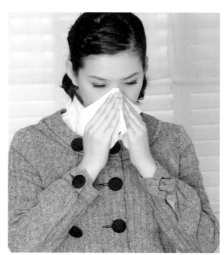

呼吸道感染时，尽可能地待在家里多休息，以便及早康复。

用二陈汤、柴胡桂枝汤、小青龙汤等来润肺止咳化痰。

　　一般而言，呼吸道感染遇到急性发作时，可以用西医治疗方式解决急性症状，因为西药效果比中药快，但是进入缓解期须长期调养，并改变体质与抵抗力时，中药疗效则较明显，若加上针灸、按摩穴位、中医食疗等方式又更加得心应手（如本书内容）。总之，运用中西合用的巧妙搭配，能截长补短、相辅相成。

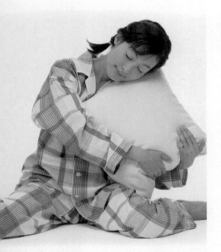

Q5. 为何半夜会特别咳？

Ans. 一般而言，会咳嗽的人，只要闻到烟味、空气污染、臭味等刺激性的味道，喉咙马上会有痒痒的感觉，或吃到不对的食物，或再度受到风寒，都会马上咳嗽。但根据非正式的统计之下，许多病人往往会在半夜咳得比较厉害，尤其是小朋友。

　　这可能是由于凌晨3点至5点为"肺部经络"气血循环的主要时间，也就是说这两小时是我们身体的"呼吸系统"（肺部、气管、支气管、咽喉及皮肤等）在"微调更新"的时间，倘若受了风寒，造成肺部无法百分之百调较平衡，往往就会咳得更剧烈。

Q6. 呼吸道感染有哪些分类？

Ans. 呼吸道感染是最常见的感染症，一般概分为上、下呼吸道感染。上呼吸道感染，指鼻、咽、喉及鼻窦等受到病原体的感染，诸如鼻炎、鼻咽炎、急性咽炎、急性扁桃腺炎、普通或流行性感冒、喉炎及会厌炎等。症状以打喷嚏、流鼻涕、鼻塞、喉咙痛、咳嗽、头痛、发烧、食欲不振、全身乏力为主。

呼吸道感染面面观

根据研究，上呼吸道感染以病毒为最主要的致病微生物（约占95%），细菌只是少数。治疗上以支持性疗法为主。不过，当并发中耳炎、鼻窦炎时，往往是由继发性的细菌感染所致，则需要抗生素的治疗，若进一步并发后咽部脓疡、咽部周围的脓疡，且有危及生命的可能性时，往往需要紧急进行气管切开术加以引流。

肺炎、急性支气管炎是常见的下呼吸道疾病。肺炎是由细菌或病毒引起的急性肺泡和肺间质的炎症，主要症状包括咳嗽、胸痛、高烧等，但比较不会有流鼻水、鼻塞、打喷嚏、喉咙痛等不适。选择适当的抗生素是治疗的重点。由于症状相对严重，所以病患常需住院治疗，至今仍是威胁生命的十大死因。

急性支气管炎系由小气道的发炎性阻塞所致。主要发生在2岁以下的幼儿，其中又以6个月大的婴幼儿为高峰，常见于春冬两季，是导致婴幼儿住院的主因。临床上，幼儿会出现阵发性哮喘性的咳嗽，不同程度的呼吸窘迫等症状。治疗上，以支持性疗法为主，包括给予湿冷的氧气，减少水分的流失，给予静脉点滴输注等。

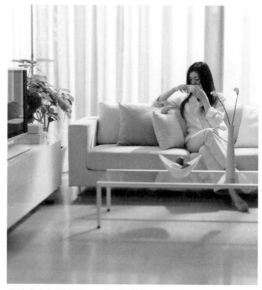

预防呼吸道感染，从生活作息做起

要预防呼吸道感染，除了平时均衡饮食及适量运动外，也要有规律的生活作息，拥有充足的睡眠，同时不熬夜不抽

维持身心灵的平衡，别让混乱作息、压力、坏心情，折损你的免疫力。

烟，以免降低免疫力，让病毒有机可乘。另外，也要适时排解压力，避免因课业、工作、家庭等烦心事长期占据在脑海中，因为负面情绪也会让免疫力下降，增加呼吸道感染的机会。

Q7. 宝宝咳嗽怎么办？

Ans. 宝宝咳嗽并不多见，除非是在季节交替时。造成宝宝咳嗽的原因有很多，如果宝宝咳嗽得很厉害，在咨询医生前最好不要自行用药。事实上，要使孩子的抵抗力、免疫力及体力迅速恢复过来，最自然且无害的方法如下：

☑ 经常查看宝宝的内衣是否湿透了，尤其是胸口、肚脐或后背心，并立即更换干爽衣服。

☑ 经常查看宝宝的手心与脚心是否很热，舌头、嘴唇是否很红、很干，小便是否黄浓，若以上症状都有，表示宝宝发烧了。此时用一点点凉的油（一小滴就足够，不可滴太多），擦在后颈根处，如精凉油、白花油、万金油等，有助于缓解症状与退烧。

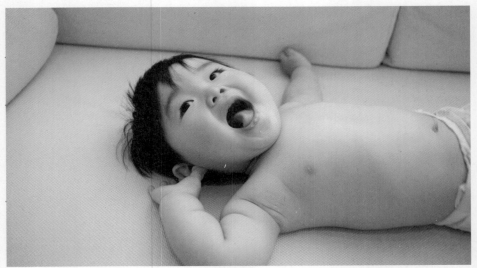

经常留意宝宝的健康状态，一有不适，就能及早发现。

☑ 时时搓揉宝宝的后背心、肚脐周围、后颈根与脚底中间部位，可有效改善宝宝的呼吸与消化系统。首先用很轻柔的手法，按顺时针画圆的方式来按摩宝宝的全身，每日3次，每次10～30分钟，可助全身气血畅通与新陈代谢。

☑ 记得带宝宝出门时，要时常注意宝宝的肚子有没有露出来，有没有一直出汗而弄湿内衣，有没有口水流下沾湿胸口，头发有没有因出汗而湿透，以避免再度感冒。

BOX

当心，宝宝发出的健康警讯！

如果宝宝咳嗽持续时间较长，或除了咳嗽外还有其他问题，就要赶紧带他去看医生：

· 呼吸比平常更急促或看起来呼吸比较困难
· 有喘的现象
· 咳出来的痰里有血丝
· 发烧超过39℃
· 兼有较严重的慢性病，如心脏病、肺病、肾脏病等
· 咳嗽时脸色发青

Q8. 哪些药物可能会引起咳嗽？

Ans. 有高血压、心脏病、心悸、甲状腺机能亢进、偏头痛、精神官能症、手颤抖等症状的病人，医师常会开β–肾上腺素受体阻断剂（Beta‐Adrenergic Blocking Agents），然而对咳嗽患者而言，若未审慎使用β–肾上腺素受体阻断剂，可能会引发严重的副作用，因为β–肾上腺素受体阻断剂可能会引起支气管收缩，甚至痉挛。对于支气管过敏患者来说，这无异于火上加油，轻则引起咳嗽、胸闷、胸痛，重则造成呼吸困难，有致命危险。

根据临床使用经验来看，高血压患者大多用过β–肾上腺素受体阻

断剂，因而，倘若你是久咳不愈的患者且有高血压，应该检视自己是否正在服用β-肾上腺素受体阻断剂。若发现是，应马上请教医师是否应立刻停药或换药，寻求其他办法。否则治疗起来不但事倍功半，还会越咳越严重。

市面上常用的β-肾上腺素激性阻断剂包括：Acebutolol（Tenormin）、Alprenolol、Atenolol、Bisoprolol、Betaxolol HCL（Kerlone）、Bunolol、Labetalol、Metoprolol、Nadolol、Oxprenolol、Penbutolol、Practolol、Propranolol、Timolol、Tolamolol等。

小心！降血压药物引发咳嗽

对于非过敏性支气管痉挛的患者，例如：慢性支气管炎、肺气肿，宜小心使用Propranolol（Inderal®），因为它会损害病人对紧张或运动的适应与反应，出现虚弱、倦怠、头晕和呼吸急促的副作用。

此外，高血压、淤血性心力衰竭与轻中度急性心肌梗塞的患者，常会服用降血压药ACE抑制剂（血管紧张素转换酶抑制剂），但此药的副作用可能有咳嗽、皮疹、味觉减退、头痛、高血钾及血管神经性水肿，因此它也是引起久咳不愈的主要药物之一，所以病人使用这种药物来降低血压时，往往会有"夜晚干咳"的现象产生。

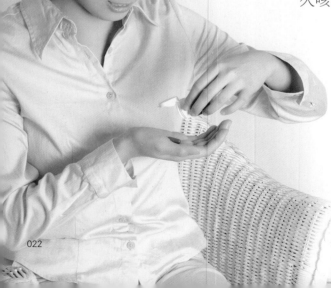

治疗咳嗽时，不妨主动告知医师自己正在服用哪些药物，以及相关病史等，可帮助医师迅速找出引起咳嗽的原因。

市面上常用的ACE抑制剂，如：Captopril：Captopin、Captopri、Ceporin、Captrol、Cabudan、Capdon、Capomil、Capoten、Captolin、Calatec、Excel、Smarten；Lisinopril：Genopril、Noprisil、Prinivil、Zestril；Enalapril：Enalatec、Kintec、Perisafe、Renapril、Enaril、Renitec、Sintec、Synbot、Landing等。

⑨ 哪些食物应该少吃，以免加重呼吸道感染？

Ans. 中医典籍《难经·四十九难》说："形寒饮冷则伤肺也"，寒性食物会使循环变差，影响血管或器官收缩及功能，且冰冷的食物可能会刺激气管与黏膜产生咳嗽、打喷嚏、流鼻水不止的现象。至于燥热的食物，则会消耗呼吸道黏膜组织的分泌，所谓"阴虚内热，火刑肺金"，当呼吸道与食道越来越干燥，反而更容易产生咳嗽。而烤炸食物所产生的反式脂肪等高热量食物，可能会增加体内发炎物质，一旦出现过敏反应时，易产生较严重的症状。

寒性及燥热食物容易诱发咳嗽

因此，在咳嗽期间，千万要少吃"寒性食物"，如冰牛奶、绿豆汤、西瓜（汁）、香瓜、葡萄柚、橘子、椰子汁、冰淇淋、奶昔、冰红茶、冰珍珠奶茶、汽水、可乐、冬瓜茶等冰饮，或是"燥热"的食物，如桂圆茶、炸鸡、薯条、泡面、炸排骨、芝麻球、胡椒饼、炒花生、辣椒、饼干、麻辣火锅等。另外，刺激性

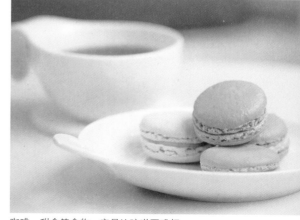

咖啡、甜食等食物，容易让咳嗽更难好。

饮料和提神饮料也会过度刺激食道、气管，如咖啡、酒类等，引起咳嗽。

咳嗽时，甜食及面食也要忌口

咳嗽时，甜食也不宜多吃，因为吃得越甜，呼吸道中的黏液就会异常增生，简单来说，糖分太高就会"生痰"，自然会使咳嗽更难好，或让鼻子更容易过敏。还有，面食也比米食容易生痰，如面包、面条、蛋糕、烧饼、馒头等吃得越多，就越引起过敏，使呼吸道越来越狭窄。不妨改吃米食，如年糕、粽子等，比较能耐饥，且不会生痰助咳。

本草纲目记载："猪肉多食易助热生痰，动风作湿，伤风寒及病初愈人为大忌。"因此，感冒或咳嗽的人也要少吃猪肉，以利康复。如果你不理会这些禁忌，无论看再多的医生和吃再多的药，还是会照咳不误。

⑩ 枇杷膏真能保护喉咙吗？

Ans. 前不久韩国偶像团体Super Junior-M，到台湾开两场"Fan Party"与粉丝见面时，台湾歌手林依晨特地到记者会现场献上枇杷膏，帮他们保护喉咙，可见演艺人员与一般民众都时常用枇杷膏来保养嗓子。但事实真是如此吗？有没有什么宜忌呢？

枇杷膏不是人人都可喝

枇杷膏具有清热润肺、止咳平喘、理气化痰的功效，古代用于肺热燥咳、阴虚咳嗽、咽干口燥。现代人常用于讲话多、唱歌护嗓、干咳、烟酒过多引起的呼吸道不舒服，事实上当出现咳痰不爽、胸闷、咽喉痛痒、声音沙哑、干咳等症状时，就可以服用枇杷膏。

枇杷膏主要运用在热咳、干咳、喉咙干痛、声哑等症状，若是受寒或体内有寒的咳嗽（寒咳、冷咳），出现白色痰、怕风、畏寒、舌苔

白、尿偏透明等，就不适合喝枇杷膏，吃了反而会使病情加重，咳得
更厉害。

枇杷膏DIY

- **食材／**枇杷叶15g，川贝、沙参、茯神、橘红、桔梗、法半夏、瓜蒌仁、北五味子、款冬花、远志、北杏仁、甘草、薄荷各6g，蜂蜜200g，麦芽糖50g。建议加一颗罗汉果（外表洗净，打破成碎片）。对需要常说话的人，如业务员、推销员、主持人、老师及歌手等，保养喉咙特别有帮助。
- **作法／**将中药放入砂锅中，加6碗水熬煮，当大火煮开后，转文火继续熬煮至成为2碗汤液后去渣。再加入蜂蜜、麦芽糖，以小火熬成膏状即可。
- **用法用量／**每日三次，每次一汤匙，小儿酌情减量。

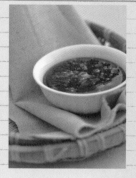

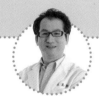

【专栏】
流感疫苗有用吗？

"奇怪，明明打了流感疫苗，为何又感冒了？"首先，你必须先厘清自己得的是"感冒"还是"流行性感冒"。与普通感冒相比，流感的全身性症状比较严重，会出现全身倦怠、头痛高烧、肌肉疼痛，至于咳嗽、鼻塞、喉咙痛等症状则较不明显。病况较感冒严重，且不易痊愈，需要一星期至几个星期才能完全恢复。所以若施打流感疫苗后，却还是感冒了，可能只是普通感冒，而不是流感。

另外，流感病毒传染力极强，容易在短时间内造成规模不等的流行，加上极易发生突变，所以接种流感疫苗，并不代表不会得到流感，而是可以明显降低得到流感的几率。建议2岁以下幼儿、65岁以上老人及孕妇等高危险人群尽早施打流感疫苗。

PART 02
咳嗽、感冒、呼吸道过敏，
根本是同一回事！

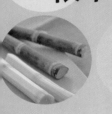
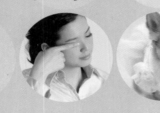
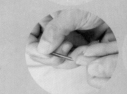

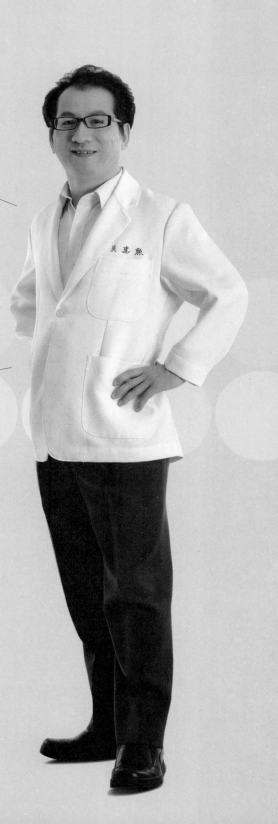

　　咳！咳！咳！……每到秋冬，许多人老是咳个不停，提醒大家，久咳不愈要小心，治疗咳嗽要有耐性，引起咳嗽的原因很多，如感冒、过敏、肺结核等。

　　唯有找出正确的原因，方能对症改善，从此远离咳嗽、呼吸道疾病的困扰！

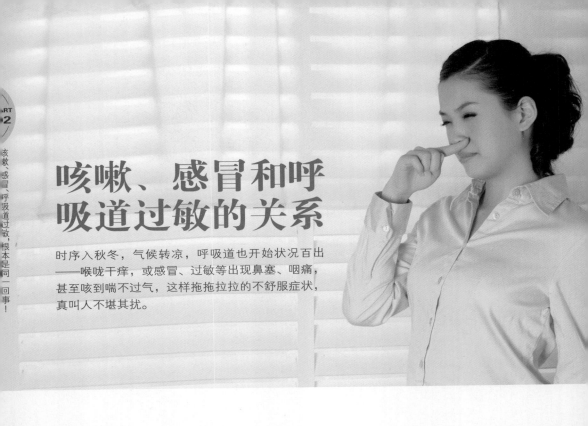

咳嗽、感冒和呼吸道过敏的关系

时序入秋冬，气候转凉，呼吸道也开始状况百出
——喉咙干痒，或感冒、过敏等出现鼻塞、咽痛，
甚至咳到喘不过气，这样拖拖拉拉的不舒服症状，
真叫人不堪其扰。

感冒时，有的病人可能出现咳嗽、流鼻水、喉咙痛，甚至发烧等所有的感冒症状，但有的病人也许只有鼻塞、全身倦怠，或头痛，或拉肚子，或一直流鼻水，并不一定会产生咳嗽的现象，完全要看病人的体质、当时他（她）的身体状况，以及所遭受的病毒细菌之侵袭。一般而言，若是感冒轻症，持续约3～5天就会好转。当咳嗽症状持续、加剧或高烧不退时，就必须考虑原先的诊断是否有误或病情出现了变化，不一定是感冒所致。

咳嗽，只是感冒吗？

每到冬天或季节交替之际，听到别人咳嗽，总会问道"感冒了吗？"其实，咳嗽不仅只是感冒的前兆，也有可能是过敏、胸腔或肺部等疾病，尤其是肺结核。感冒和结核病是由不同的病原体所导致的，因此伤风感冒如果没好好治疗，不会演变成肺结核。但是由于肺结核的症状和感冒很像，常让人误以为是感冒，却怎么也治不好，最后经诊断后才发现是肺结核。

在此要提醒大家，如果没有感冒、发烧、喉咙痛等，突然持续咳嗽长达两个星期以上，应尽快就医，以便查明原因。因此，发生慢性咳嗽，不要总是以为感冒，一定要留意是否为肺结核的可能性。若有咳血，不代表就是活动性肺结核，咳血也可以出现在结核病治愈后，留下来的支气管扩张、血管破裂或钙化病灶破裂等情形，所以咳血与肺结核的病情轻重无关，尤其现在已有很好的结核药物，只要好好治疗，不必太过担心咳血的问题。

咳到无法呼吸，原来是呼吸道过敏

有的妈妈表示，她的小孩每次咳嗽时，尽管服用了止咳药却仍旧无法遏止咳嗽，后来她发觉女儿的咳嗽好像与过敏脱离不了关系，因为每次一咳起来，剧烈到连呼吸都有点困难。因此过敏性咳嗽，是慢性咳嗽一个重要的原因，像嗜酸粒细胞性支气管炎就合并有过敏性的咳嗽，但造成气道过度反应的机制至今并不十分清楚。

过敏性咳嗽也称为"过敏性支气管炎"、"咳嗽变异性哮喘"。过敏性咳嗽的临床特征是超过两个月无原因的慢性咳嗽，咳嗽呈阵发性刺激性干咳，或有少量白色泡沫样痰；在吸到异物时像烟雾或油漆、化学品等气味会加重；一般应用多种抗生素无效，拍摄X光片或CT检查并无明显异常。四成的患者可能会合并打喷嚏、流鼻涕等过敏性鼻炎症状。

引起过敏的病因繁多且错综复杂，但主要包括两个方面，即过敏性咳嗽患者的体质和环境因素。患者的体质包括遗传因素、免疫状态、精神心理状态、内分泌和健康状况等主观

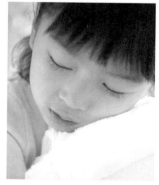

当孩子久咳不愈，就要留意是否为过敏性咳嗽。

条件，是患者易感染过敏性咳嗽的重要因素；环境因素包括居住的地区和条件、各种导致过敏的因子、刺激性或有害气体、病毒或细菌感染、职业或上课因素、当地气候、常服药物或食品、运动（过度通气）、食物添加剂、饮食习惯、习惯抽烟或喝酒；社会因素如经济压力、婚姻破裂等，都是导致过敏性咳嗽产生的重要原因。

感冒、呼吸道过敏，要分得清

一般而言，免疫系统会运用与生俱来的本能反应，以及后天习得的反应来抵抗病菌入侵，但病菌或病毒常常会绕过你的免疫系统，此时我们就会伤风、感冒或罹患更严重的疾病。

当病状出现时，就表示我们的免疫系统无法阻止病菌或病毒。当然我们还是会逐渐好转，这也证明了我们的免疫系统尽忠职守，搭建防线并将入侵者彻底消灭。然而当自体免疫不全或免疫系统出错的情况，免疫系统对本来完全无害的物质做出强烈反应时，就会出现过敏症状，包括咳嗽、打喷嚏、流鼻水、鼻塞、流眼泪、荨麻疹、头痛、疲倦和气喘等。

可是，突然从外面炎热的天气进到冷气房内，或吸到汽车的废气，或进入草地吸到花粉，或到刚油漆过的屋子，或碰到窗帘灰尘、小猫小狗等动物的毛屑体液，或剧烈的运动等，都可能出现咳嗽、打喷嚏、流鼻水等过敏症状，但这些人的精神状况和食欲都仍很好，且没有发烧的迹象，所以应该考虑其症状并不是每次都是由感冒病毒所引起的，而是另有其他原因。

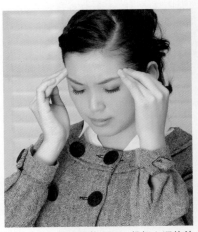

头痛也是过敏的症状之一，经细心评估并找出过敏原后，适当地避免它即可减轻头痛带来的困扰。

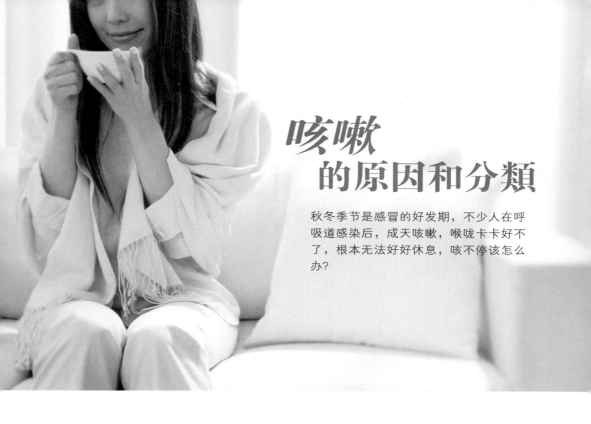

咳嗽
的原因和分類

秋冬季节是感冒的好发期，不少人在呼吸道感染后，成天咳嗽，喉咙卡卡好不了，根本无法好好休息，咳不停该怎么办？

　　中医的咳嗽理论跟西医完全不一样，认为"脾胃为生痰之源，肺为贮痰之器"。之所以会造成咳嗽有痰，其根本原因是从消化系统来的，换而言之，吃得不合自己的体质或消化系统失常，痰就会变多，然后跑到肺呼吸道各个器官，引起更多的咳嗽。

　　感冒病毒容易从人体的开口入侵，因而有"病从口鼻侵入"之说，身体当然也会通过由咳嗽的净化机转，产生人体的自我防卫行动，从而保持呼吸道的清洁和通畅，使身体维持健康。当人体感觉呼吸道中有细菌、病毒、痰液或异物时，气管上皮的纤毛细胞就会以每秒12次的速率上下摆动，此时呼吸肌肉会快速收缩，关闭声带，胸腔内压力急剧增加可达300毫米汞柱高，然后在极短时间内，将声带打开，胸腔内气体急速冲出，这冲出的气流速度可高达每小时800公里，可将数以万计的脏东西带出体外。

润肺顾气管，揪出你的咳嗽元凶

咳嗽的原因很复杂，常见的至少数十种，甚至超过上百种，相关因素可能是因为人体的气管、支气管、肺部、鼻、副鼻窦、咽、喉、肋膜、心包膜、横膈膜、耳膜等呼吸道周边器官，若受到刺激就会引起咳嗽。总之，引起咳嗽大概有以下几个主要原因：

 感染因素

1. 上呼吸道疾患：感冒、腺病毒感染、鼻炎或副鼻窦炎、扁桃体炎、急慢性咽炎、急慢性喉炎、急性会厌炎、喉结核等。

2. 气管、支气管疾患：急性及慢性支气管炎、支气管内膜结核、支气管扩张症等。

3. 肺、胸膜疾患：肺炎（细菌性、病毒性、支原体性）、肺真菌病、肺脓肿、肺囊肿合并感染、肺结核、胸膜炎等。

4. 流感、麻疹、传染病、寄生虫病：百日咳、白喉、肺吸虫病、肺包虫病、钩虫病等。

元凶2 **物理因素**

凡可阻塞、压迫或牵拉呼吸道等物理因素致使呼吸壁受刺激或管腔被扭曲变窄的病变均可引起咳嗽。

1. 呼吸道阻塞：气管或支气管异物、支气管狭窄、支气管肿瘤、肺不张、肺气肿、肺水肿、肺泡蛋白沉积症、肺泡微结石症及肺泡癌等。

2. 呼吸道受压迫：肺门或支气管淋巴结核、纵隔淋巴结肿大、纵隔肿瘤、结节病、胸骨后甲状腺肿大、食管憩室、食管肿瘤、肺囊肿、气胸、肺充血弥漫性间质性肺纤维化、尘肺、胸腔积液、心包积液、胸膜肿瘤及肺肿瘤等。

3 化学因素

呼吸到一切有毒、有害刺激性气体均会刺激呼吸道引起咳嗽，例如：香烟、汽车尾气、油漆，或有刺激工业气体如氯、氨、二氧化流、光气、臭氧、氮氧化物等，或是盐酸、硝酸、硫酸、甲醛等挥发出的雾气等。

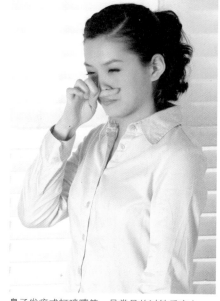

鼻子发痒或打喷嚏等，是常见的过敏反应之一。

元凶4 过敏因素

过敏性鼻炎、支气管哮喘、枯草热、热带嗜酸粒细胞增多症、棉尘肺、吕弗琉氏综合征、血管神经性水肿等；或吸入过敏原，如花粉、灰尘、尘螨等。

元凶5 其他因素

耳毛太长、心脏衰竭、动脉剥离、胃部的病变，或膈下脓肿、膈疝、食道气管瘘、肉芽肿、白血病、霍奇金病、尿毒症和结缔组织病等所致肺浸润等，或情绪起伏太大、神经官能症等，或环境温度冷热变化过大、气候太干燥，或免疫系统失调，或吃某类药物、食品所引起。

别再咳了，浅谈咳嗽的治疗

医师为了追究发生原因，会考虑患者职业，反复检查病史症状和咳嗽的性质，了解痰的量、色、气味及是否有烟瘾，进行胸部X光与副鼻窦摄影、皮肤过敏试验、支气管造影、支气管药物激发试验、软式纤维支气管镜检查、上消化道摄影、24小时食道酸碱度测定、X线体层摄片、CT扫描、核磁共振摄影（MRI）等检查。然而，许多时候医生们仍旧很难找到造成咳嗽的真正答案，常使病患感到困扰与无可奈何。

从声音判断咳嗽类型

· 咳嗽时声音嘶哑→可能是声带发炎或肿大引起。
· 咳嗽声好像狗叫一样→可能是会厌、喉头疾病或气管受压引起。
· 咳嗽声音干干的、短短的且重复→可能是上呼吸道感染。
· 咳得很大声、刺耳→可能是气管发炎。

咳嗽分类简表

区别	痰的形态	症状	舌象	脉搏	备注
寒咳	痰稀薄且颜色较白	鼻塞、流清涕、恶寒	舌苔薄白	脉浮紧	较怕冷、小便较清
热咳	痰较黄且浓稠，或痰色虽白但黏着难出	发烧、怕吹风、口干，嘴唇颜色较红	舌体红，舌苔黄	脉浮滑	尿液颜色深黄且量较少
燥咳〈干咳〉	无痰，或痰量少而黏，或痰中带血丝	干咳、容易喉痒、咽干、口渴	舌体红，舌苔黄燥	脉数（快）	小便赤涩、大便较干
阴虚咳嗽	痰胶黏且常想吐出来，或浓痰中带血	咽喉干痛、声哑	舌体红，无舌苔	脉弦细	常便秘
阳虚咳嗽	痰多而稀，且伴有呕吐寒沫	呼吸急促、少气、面色萎黄、恶寒	舌体淡，舌苔白	脉沉弱	常兼有大便溏泄、嗜卧欲躺。
过敏性咳嗽	痰似有似无	喉咙偶痒、咽中似有异物	舌体淡红，舌苔薄白	脉弱	大小便正常
百日咳	浓痰阻塞，要很用力地咳才能将痰排出	流鼻涕、轻微发烧，渐转为"日轻夜重"的咳嗽	舌体红，舌苔厚	脉细微数	严重时大小便失禁及呕吐

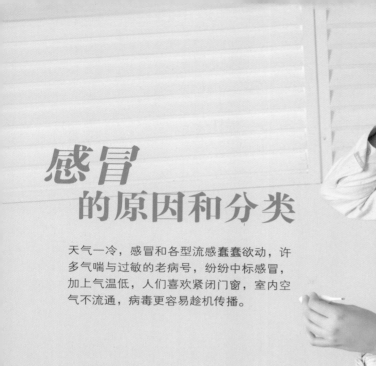

感冒
的原因和分类

天气一冷，感冒和各型流感蠢蠢欲动，许多气喘与过敏的老病号，纷纷中标感冒，加上气温低，人们喜欢紧闭门窗，室内空气不流通，病毒更容易趁机传播。

由于感冒是喜欢低温干燥的滤过性病毒引起的上呼吸道感染病，其症状可能包括发烧、头痛、打喷嚏、流鼻水、鼻塞、咳嗽、喉咙痛、声音沙哑、疲倦、腹泻等，每一个人对相同病毒的反应有所差异，所以呈现出来的症状与感染程度也不尽相同。身体抵抗力差的人、免疫系统较弱的朋友，在滤过性病毒最为活跃的时期，像天气较冷的秋冬之间，或换季时，很容易被感染。感冒的潜伏期约1～3天，通常由喉咙或鼻子不舒服开始，接着其他症状产生，在第3、4天时达到高峰。如果没有并发症的话，一般4～10天会好。

封闭式的空间中如KTV、MTV、办公室大楼、电动游乐场等，空气较为污浊，

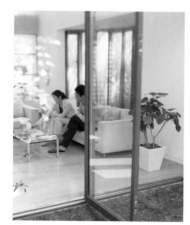

居家环境要特别注意通风，一定要经常开窗，让空气流通。

尘埃、细菌和病毒等容易孳生，甚至充斥着化学物质、烟味，对呼吸系统最为不好。因此，呼吸器官较弱和容易感冒的人，要尽量避免进入空气污浊的公共场所，以及密闭的空间中。

免疫力失衡，感冒病毒伺机而动

十之八九的感冒是病毒感染，而感冒病毒有数百种，其病毒传染能力很强，每一种病毒都有好几种不同类型。常见的有150多种，大致分为以下几种：

流行性感冒病毒

可分为A型、B型、C型流行性感冒病毒。感染率较强，会传染给别人，每年都会由不同的病毒引起不同症状的感冒，其最明显的表现是发高烧，通常感染24～36小时就会发烧，有时候甚至会发烧到40℃左右。

经过18小时到4天的潜伏期之后，大多数的病人都会引起严重恶寒、全身疲倦、头痛、关节痛及食欲不振、下痢、腹痛、呕吐和恶心等消化器官不适症状。在公共场所，只要有一人感染，在同一天或第二天，就会出现其他的感染病患。罹患流行性感冒后，呼吸器官的黏膜细胞抵抗力减弱，很容易引起二次感染，感染其他病毒，常常会受到肺炎菌、卡他菌和化脓菌所引起的合并症，引发肺炎、支气管炎、肾炎、心肌炎等。

普通感冒病毒

主要有人类肠道细胞致病性病毒、鼻病毒（感冒病毒中种类最多者）、柯萨奇病毒、鼻炎病毒、副流行性感冒病毒、RS病毒、鹦鹉热病毒、腺病毒、呼吸肠道病毒。此类病毒所引起的轻度流鼻水和不适感，都是慢慢地进行，其他各种症状也不怎么严重，发烧也很轻微。

其他

除了病毒引起的感冒之外，细菌（嗜血性流行性感冒杆菌、链球菌等）、黴浆体属（排在细菌和病毒中间大小的微生物）、螺旋体属等感染，也会引起感冒。5、6岁以下的儿童细菌感染多为嗜血性感冒杆菌，超过5、6岁以上则以链球菌最为常见。

若属于细菌造成的感冒，医生大都会开予7～10天的抗生素，不可以中间停药，太早停药无法完全清除感染到的细菌，这些体内残留的细菌将会造成很多的并发症，出现血尿、水肿、高血压、风湿病等现象，如肾丝球肾炎、风湿性关节炎、风湿性心脏病。事实上，许多与心脏瓣膜有关的心脏病，经常都是由链球菌所引起的感冒由于当时治疗不完全所致的。

别急着求医开感冒药

虽然知道感冒是由病毒引起的，然而至今全世界还没发现安全且可以杀死感冒病毒的药，医生只能就症状着手，在药的好处与坏处之间衡量，开药使症状减轻，使患者因而能够舒服些。所以医生要先问清楚症状，加上详细的诊断，以便对症下药。

可是一些搞不清楚的民众，不先详述病情，就想吃药打针快点好，结果不是乱要求医生开药打点滴，要不就是自行到药房购买成药吃，有的民众甚至会要求医生开抗生素。其实，一般病毒引起的感冒是不需要用到抗生素的，医生会用症状疗法（支持疗法、保守疗法），所开的药也都是一些控制症状的药，例如：鼻药、镇咳药、祛痰药，这些药

感冒时，总会全身倦怠，提不起劲。

都不能够使感冒马上好起来，只是减轻症状，使得生病的过程比较舒服一点，等感冒的症状逐渐降低时就可以停掉药了。此时感冒之所以会痊愈，是由于身体受感染后产生了足够的抗体把病毒消灭的缘故。

小心，感冒药的陷阱

我要再次强调，往往你的感冒症状只有一两种，请不要自己乱吃综合感冒药或是其他不明成分的药。广告商经常会强调他们所卖的药能一网打尽所有问题，但是每一种药都有它的副作用，甚至有它的毒性，例如：复方感冒药含有多种消除症状的药物成分，可是没有咳嗽的人给流鼻水的药，没有喉咙痛给喉咙痛的药，这合理吗？

大多数民众都以为感冒早一点吃药就会早一点好，这是错误的观念。就算是同样鼻塞、流鼻水的两个人，医生也会仔细判断因为生活工作与接受意愿的差异而给予不同剂量、种类和使用方式的药物，例如：司机，能够让他们上班时精神不集中吗？这时候可在白天开轻一点的或干脆不给，晚上再加重一些。

乱吃感冒药，可能会加重病情

吃多了与吃不正确的药，只会换来副作用，完全没有任何益处，让自己的身体慢慢地被毒害。举例来说，有的感冒药吃了会想睡觉，有一次有位老先生罹患感冒，他的太太好心拿自己的感冒药给他吃，先生吃下去后，也没觉得什么异状，等到他们去市郊农家买完菜，快到家时，她先生突然睡着了，整部汽车就冲进旁边的稻田里，还好两人都没什么大碍，只是饱受惊吓，但车子底盘严重受损，总共修了十万元，想想看吃错一颗感冒药的代价有多大？

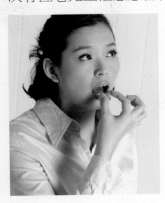

担心吃太多感冒药，产生诸多副作用吗？不妨通过食疗、运动等简便有效的方式来减缓不适。

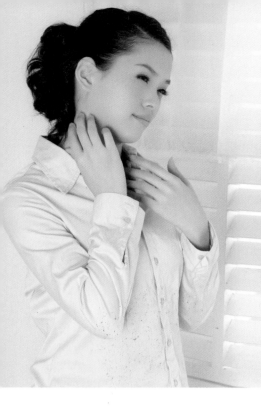

过敏
的原因和分类

许多过敏症状到了夏天都会明显改善，容易让人误以为过敏好了，但往往一到秋冬，过敏又找上门，唯有勤加保养，避免接触过敏原，才是远离过敏的不二法门。

打扫房间、清理被褥、工厂或车辆废气、香烟、厨房油烟、厕所臭味、蚊香、香水、杀虫剂、油漆、花粉、羽毛枕被、动物的毛发、尘螨、尘垢、蟑螂排泄物、肮脏地毯、厚窗帘的污垢和灰尘、吃进体内的食物不合适、冰过的食物、冷饮、上呼吸道感染（感冒）、气候剧烈变化（温度、湿度、风速和气压的突然改变，如起雾、走进冷气房）、过度焦虑或兴奋、身体疲劳或衰弱（免疫力降低）、剧烈运动后或遗传过敏体质，都可能是呼吸道过敏的原因。

过敏＝免疫系统失控

我们身体的免疫系统为了保护身体，会在外来物（过敏原）侵入时，引发免疫反应，产生炎症，利用抗体、白血球和淋巴球等将外来物消灭。对一般人而言，这个反应不至于对身体正常的组织产生伤害，然而，在有过敏体质的人身上，因为某种错误使得免疫系统会将正常的组织误认为外来物；或是在外来物被消灭、发炎反应该中止时，却没有停下来，身体的组织反而成为发炎反应的另一个攻击目标，这就是免疫系统的过度反应状态，过敏性疾病也随之而起。

扰人又常见的过敏原

通常将容易发生过敏反应和过敏性疾病而又找不到发病原因的人，称为过敏体质。大部分的过敏病都不危害生命，但却往往带给患者日常生活莫大的困扰，导致生活质量的降低，包括局部皮肤出疹、异位性皮肤炎、荨麻疹、鼻塞或鼻水流不止、眼睛瘙痒难耐、过敏性结膜炎、过敏性鼻炎、过敏性气喘、血管性水肿及过敏性休克等。过敏厉害时，病患会出现血压下降、呼吸及吞咽困难、呕吐、休克等现象，随时可能威胁到病患的生命安全。

过敏性眼疾的症状，多半类似结膜炎，眼睛除了结膜发炎之外，还会有眼睛发痒、胀痛等不适。

一般引发过敏的物质可分为：

吸入性过敏原	痰稀薄且颜色较白。
	存在于空气中，经由呼吸道进入体内，如：尘螨（最常见的气喘过敏原）、蟑螂、霉菌、动物毛皮（狗毛、猫毛）、花粉、空气污染物等。
食入性过敏原	随着食物经由消化道进入体内，如：奶制品、蛋白、有壳海鲜（虾、蟹、贝类）、花生、食品添加物、药物。
接触性过敏原	皮肤接触所引起，如：冷空气、热空气、化妆品、金属饰品、清洁剂、油漆等。都市地区罹患过敏的几率亦比乡下地区来得高。
注射性过敏原	由药物注射或蚊虫叮咬所引起，如：青霉素、链霉素、异种血清、蜂螫、蚁螫等。

其他刺激因素	工作压力大、精神持续紧张、受微生物感染、运动过剧、气候变化太大、辐射线或电磁波强、烧伤等因素影响，而使结构发生改变的自身组织抗原，以及由于外伤或感染而释放的自身隐蔽抗原，也可成为过敏原。

哪些部位最容易发生过敏？

　　季节转换，是否又开始闹过敏了呢？气温变化大，鼻子、气管、皮肤三大过敏部位最容易受到刺激，想舒适过冬，除了求医诊治外，也可按压穴位舒缓过敏不适。

　　最常见的是鼻黏膜（过敏性鼻炎）、气管管壁平滑肌及黏膜（哮喘，一般人称气喘），以及皮肤（荨麻疹、异位性皮肤炎），其症状如下：

过敏 1 过敏性鼻炎

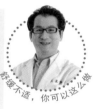

舒缓不适，你可以这么做

多多按摩眉心（印堂穴）、前发际上缘（上星穴）及后腰（肾俞穴），就可立即改善鼻子过敏与喷嚏不止等现象。

　　过敏性鼻炎多半有鼻腔黏膜发炎、鼻子痒、鼻塞、流涕、打喷嚏、流泪、咳嗽、眼睛痒、鼻子发痒、下眼眶黑黑的等症状，常令人难过得头晕头痛、脑袋不清爽或无法专心做事情。晨起时特别容易打喷嚏、流鼻水（如果有鼻脓表示有感染），偶尔出现慢性咳嗽或非常疲劳等现象。

　　其发生原因很多，如气候潮湿、温差过大、灰尘、尘螨、花粉、化学物品、动物、化妆品、烟雾、胆固醇不够、免疫力降低、脾虚、肾虚，或其他原因不明所引起。

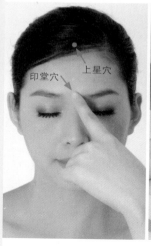

印堂穴　上星穴

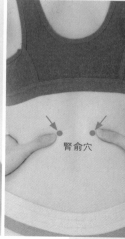

肾俞穴

过敏 2 哮喘症

哮喘症是一种常见且持续发作的肺部过敏性疾病，因为呼吸道过度反应，因而引起气管平滑肌收缩，使呼吸道变窄，刚开始时会出现胸闷、鼻痒、打喷嚏、流鼻涕、轻微咳嗽，急性发作时，则出现喘息、痰多、咳嗽、头冒冷汗、不能躺平。严重发作时，呼吸急促，声高断续，喉间痰鸣，呼吸困难，短促急迫，张口抬肩，口唇指甲变黑，甚至呼吸衰竭而死亡。如果缺乏典型的喘鸣声，则需要临床医师根据病史、家族史及临床症状来诊断。久咳不愈（尤其夜间、晨醒或季节变化时）也是气喘一个主要的诊断依据。

可能发生原因，如：尘垢、尘螨、花粉、羽毛枕被、动物的毛、地毯、烟雾、厚窗帘的污垢、过度焦虑或兴奋、长期吃冰冷食物，或遗传过敏体质所引起。值得一提的是，气喘可分为两大类，一是热喘，一是寒喘。若喘且有热症，如较易口干舌燥，皮肤干燥，痰黏稠偏黄或干咳无痰，怕热，胸闷，常出汗，大便较干或易便秘，小便较黄浊；若喘且有寒症，如痰多但稀稀的有泡，较为怕冷，大便较软或稀，怕空气稀薄，不太出汗，小便较白或透明。

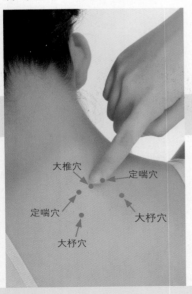

大椎穴
定喘穴
定喘穴
大杼穴
大杼穴

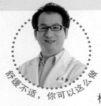

舒缓不适，你可以这么做

在气喘发作且尚未找到医师时，赶紧按摩后颈根与肩膀连接处周围。即你低头时，会发现后颈根的脊椎上有两个高起的骨头，多按摩这两个骨头之间及其左右，因为此处有大椎穴、定喘穴、大杼穴等，都能治喘止咳。

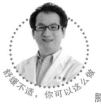

过敏 3 过敏性皮肤炎

　　指对某些食物、药物或成因不明产生过敏性反应，部分皮肤肿胀刺痒，像被荨麻刺伤一样；异位性皮肤炎，则是指干燥、容易发痒的皮肤。受影响的皮肤看起来很干，会有鳞屑，如果因为抓搔引起细菌感染，则会有发炎、红肿的现象。发生原因如酒类、牛奶制品、干酪、发酵物、酱菜罐头、竹笋、菇菌类、茄子、蛋类、巧克力、坚果类、鱼类、有壳海鲜（虾蟹贝类）、鸭肉、阿司匹林、青霉素、抗生素、辛辣食品、咖啡、芒果、龙眼、荔枝、芋头等引起。

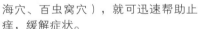

舒缓不适，你可以这么做

建议多按摩两手的手肘外侧凹陷处，这里有曲池穴，以及左右大腿靠近膝盖的内侧区域（血海穴、百虫窝穴），就可迅速帮助止痒，缓解症状。

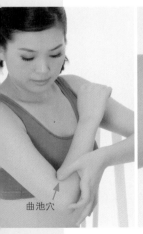

曲池穴

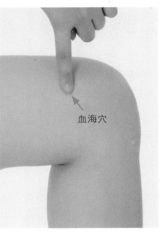

血海穴

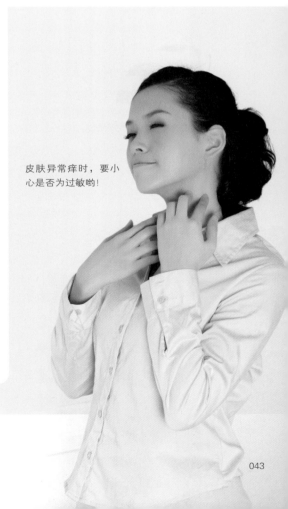

皮肤异常痒时，要小心是否为过敏哟！

防治过敏，有妙招！

1. 家中尽量不要堆积杂物，尤其床边与床下。婴儿若暴露在高浓度尘螨的环境下，会有5～10倍的几率造成对尘螨过敏的气喘。而一般人在晒完被子后，就认为已经借助阳光消完毒、借助拍打清除掉尘螨。事实上，刚拍打完被子时，尘螨会浮积在被子表面，假如再放回床上，一样会造成过敏，此时应该用吸尘器将被子表面吸干净，才能彻底清掉尘螨。亦可以使用除湿机来维持低湿度（小于50%），因尘螨没办法生存在湿度小于50%的环境下。

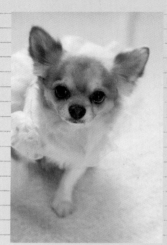

家中有饲养宠物，务必确实清洁、打扫好你的居家环境，让孩子与宠物能够安全相处。

2. 若父母亲双方皆有抽烟习惯，则有11.8%的小孩会有持续性喘鸣发生；若父母亲有一位有抽烟习惯，则有6.8%的小孩会有持续性喘鸣发生；若父母亲双方都不抽烟，则几率下降至1.9%，所以尽量不要在室内或孩子眼前抽烟，亦是重要的因素。

3. 隔离宠物，特别是有毛的动物（猫、狗、仓鼠等）所产生的皮屑、尿液、唾液等，容易导致过敏反应，应尽量养在室外。如果可能，不要继续养宠物。

4. 车内若有异味，说明需要帮车子做清洁大整理了。车子的空调设备之滤网滤器，需定时清洗或更换。

5. 避免使用地毯，若用地毯要时常清洗整理。窗帘最好采用百叶窗来代替布窗帘。

6. 墙角有油漆剥落或龟裂，代表屋内太潮，宜添购除湿机。

7. 应定期清洗水管和水槽，且家中任何剩菜或食物残渣要清干净，以防成为蟑螂的食物，因为蟑螂也是一个极大的过敏原。

8. 要注意经常清洗除湿机或空调滤网，以免成为新的过敏来源或刺激物来源。

9. 若隔壁空气糟，如机车行、汽车修理、餐厅厨房等油烟散布时，应关起门窗，使用空气清净机。

10. 花粉在一天当中以清晨和傍晚最多，在它发威的季节，尽量避免外出，并关紧门窗，使用空气滤净器。若要开启最好要在早上10点至下午3点左右。

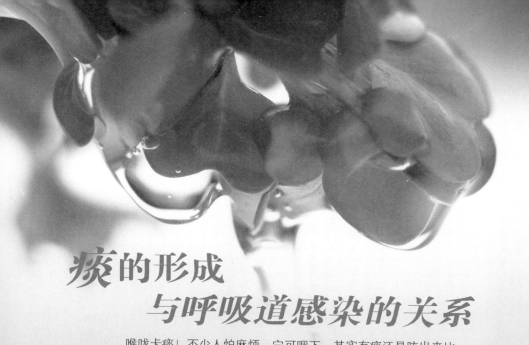

痰的形成
与呼吸道感染的关系

喉咙卡痰！不少人怕麻烦，宁可咽下。其实有痰还是咳出来比较好，可以观察痰的颜色，了解身体发出的警讯。

"痰为百病之源"。中医学所言的"痰"定义较广，并不是单纯地指咽喉所咯出的痰液，而是指滞留在体内所产生不同的病况，如寒痰（咳嗽痰白）、热痰（咳嗽痰黏）、风痰（癫痫）、湿痰（咳嗽肢倦）、痰浊上扰（发为头昏）、痰迷心窍（产生心悸或神志不清）、痰留经络（生成瘰疬、甲状腺肿瘤）、痰留四肢（引发四肢麻木）、痰留胸胁（造成咳喘）等症状，其表现各有不同，详述如下：

甜食易生痰，所以咳嗽、感冒的人尽量避免吃甜，另外有过敏体质的人，吃了甜食之后，痰容易变得太黏，不易咳出来。

寒痰

舌苔白润，脉象为弦，容易出现痰色白而清稀、咳嗽、形体寒、四肢冷等症状，常见于慢性呼吸道炎症、急性支气管炎，治疗原则宜"温肺化痰"。

热痰

舌红口干，脉象为滑数，容易出现痰黄而稠或痰色虽白但黏着难出、咳嗽气急、发烧、胸痛等症状。热痰可再细分为两种，一为"痰火"，乃痰热内蕴化火，反复发作；一为"燥痰"，乃热痰，其量少且黏而难出，或痰中带有血丝，唇舌咽喉干燥。热痰常见于急性呼吸道炎症，或慢性呼吸道炎症急性发作，治疗原则宜"清热解毒"。

风痰

脉象多弦，容易出现昏迷、口吐白沫、抽搐反复发作、突然跌倒等症状，常见于癫痫、小儿惊厥（急慢惊风）、舌强语塞（中风预兆或中风后遗症）、口歪眼斜（颜面神经麻痹）、急性支气管炎等，治疗原则宜"祛风痰"。

湿痰

舌苔厚腻，脉象多迟，容易出现咳嗽、痰多色白、胸闷、四肢困倦等症状，常见于慢性呼吸道炎症、急性支气管炎，治疗原则宜"燥湿化痰"。

痰浊上扰

舌苔白腻或黄腻，脉滑或弦滑，容易出现头昏、失眠、头胀重、胸闷、恶心、无食欲等症状，严重时还会剧烈眩晕、无法视物、不能起坐行走，常见于梅尼尔氏症、高血压、小脑或脑干血管病变等，治疗原则宜"健脾化痰，平息肝风"。

痰迷心窍〈痰浊蒙蔽心包〉

舌苔厚腻，脉象为滑，容易出现发烧、昏迷、精神错乱等症状，常见于中风、外感风寒、精神病（痴、癫、狂躁）等，治疗原则宜"豁痰开窍"。

痰留经络

舌苔白腻，脉象为滑，容易出现按起来软软的肿块，常见于瘰疬（头颈部淋巴结的慢性感染性疾病）、痰核（无名肿块，即湿痰流聚于皮下，身体各部位发生大小不等、多少不一之结块，本症不红不热，不硬不痛，如同果核般软滑，推之不移，一般不会化脓溃破）、瘿瘤（甲状腺肿瘤）等症，治疗原则宜"消痰软坚"。

痰留四肢

舌苔白腻，脉象为滑，容易出现上肢或下肢或其中一肢麻木酸痛，常见于风寒湿痹，治疗原则亦是"消痰软坚"。

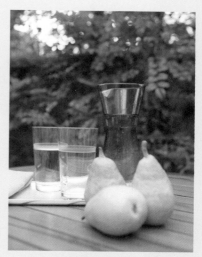

痰留胸胁

痰涎色白，脉象为沉弦，容易出现咳嗽、胸胁疼痛、呼吸或转侧时牵引更痛，常见于水饮病，治疗原则亦是"化饮逐痰"。

多喝水，是最佳化痰方法，但不包含任何含糖饮料，因为它会生痰！

"痰"不仅会造成呼吸道各式各样的问题，久而久之还会影响到各个系统、器官，累积成为难缠的大小疾病。怎样减少痰的产生、快速清出痰液及畅通呼吸道，即是防治感冒、咳嗽及过敏最重要的课题。

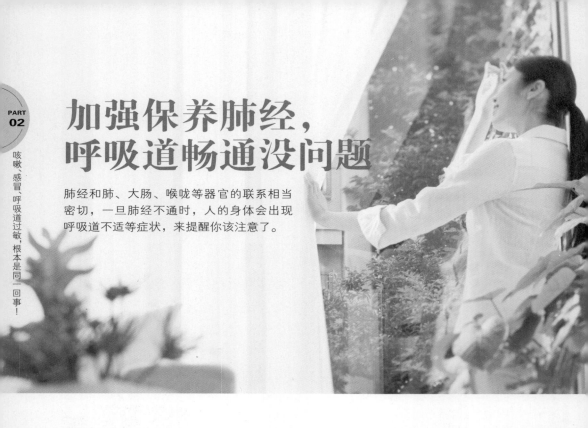

加强保养肺经，
呼吸道畅通没问题

肺经和肺、大肠、喉咙等器官的联系相当
密切，一旦肺经不通时，人的身体会出现
呼吸道不适等症状，来提醒你该注意了。

肺经（手太阴肺经经络），开始于肺部，经气管、喉咙、锁骨到腋窝，沿着上肢内侧前缘，经手肘内面凹窝、手臂内侧前缘，到达大拇指端。身体的左右侧都有肺经经络，且相同的位置都有一样的穴道，一侧有11个穴位，左右共有22个。当我们呼吸道有异样，甚至已经遭到感染时，肺经就会受到影响，它气血的运行就不顺畅，自然会使整个呼吸道更加紧张。

换而言之，肺经是提供所有呼吸器官的能量来源，其所属经络就像是各呼吸器官或组织的电传导网络，这网络若有阻碍（可能是病毒、细菌、痰、异物、异味等），呼吸道的问题就会百病丛生。虽然不是有形器官，但却可用现代科学进步的电子器械测量出来。

肺经畅通，气血循环不阻塞

不只如此，肺经所主的"气"，是推动"血"的主要动力，在人体中，血属阴，气属阳，因此中医常讲一句话："气为血之帅，血为气之母。"肺也是位居人体的高位，而将气布施于下，例如：许多年纪大的朋友，痰咳不出来，极度不适，是因为没气；上厕所解便，蹲半天却出不来，是因为肺与大肠相表里（肺经与大肠经直接相连，肺经在手臂内侧往下走，大肠经在手臂外侧往上走），肺气不足，大肠就没力气推出粪便；解尿时，站到身体发冷打哆嗦，最后才冒出滴滴答答，丝毫不干脆，这也是因为气不足，你看18岁的小伙子小便时，尿得多迅速、多响亮、多大泡，这就是肺气足的表现。

每天敲打肺经，呼吸道疾病快快好

那么要如何敲打肺经呢？方法很简单，右手握个空拳，用拳头上覆面的虎口，直接敲打左胸上角的凹窝（锁骨下缘的凹陷处），因为虎口是空心的，左胸上角的凹窝（肺经的起点）也是有间隙的，因此你可以用力点敲打，使整条的肺经都引起共振，产生能量，推动气的运行。

敲时首先你会发现喉间痒痒的，上呼吸道压力瞬间增强，接着就会自动发生咳嗽，把呼吸道中的异物、异味、痰、细菌及病毒，通过咳嗽清出体外。倘若你的气管或肺部很糟，像老烟枪或气喘的人，需要敲打很久才

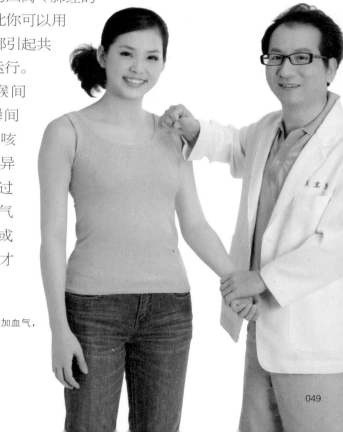

经常敲打肺经等经络，不但可增加血气，更可以达到调理疾病的效果。

会产生咳嗽，这是因为里头的肺经网络不通之故，换句话说，敲打后很快咳嗽者呼吸系统较健康，即使罹患疾病也较轻。敲打产生几次咳嗽后，再换边操作，即用左拳敲右上胸。

最后，再用右手握空拳来敲左侧的肺经，照着整条肺经的路径"由上往下"敲打整条的经络，即由胸角、肩前、肘内、小手臂内、脉搏跳动处，一直敲到大拇指。不可来回敲打，切记只能由上往下顺着肺经的走向敲，气才会顺，大约5～10分钟，再换手敲另一侧的肺经。每日数回，保证呼吸畅通，不易感冒。有呼吸道疾病的人，越敲打病越轻，你会发觉有时比吃药打针还好得快，因为是直接共振整个呼吸道的关系。

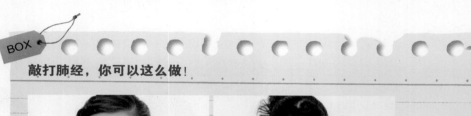

BOX 敲打肺经，你可以这么做！

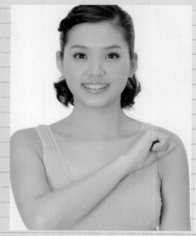

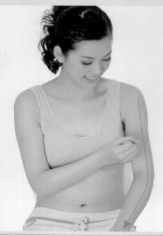

右手握空拳，用点力敲打左胸上角的凹陷处，再换左拳敲右上胸。

最后，再用右手握拳由上往下敲打左侧的肺经，由胸角、肩前、肘内、小手臂内、脉搏跳动处，一直敲到大拇指，再换手敲右侧肺经即可。

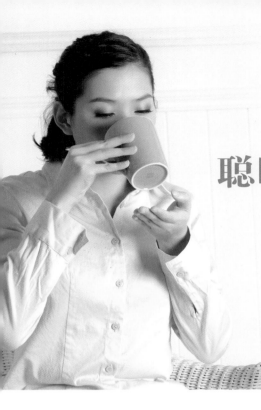

聪明退烧法

每当流行性感冒肆虐时，总不免担心会引起发烧，其实造成发烧的原因很多，从细菌或病毒感染、中暑、自体免疫性疾病、热衰竭、肿瘤等都有可能出现。

　　人们总是担心发烧时脑袋易受损，但除非脑部受到严重感染与破坏，否则这种几率其实是很少的。中医里有个简单方法，不必经过层层验血验尿等手续，就可判断脑部是否受到影响而急遽发炎（如脑膜炎、脑炎），倘若患者出现神昏（昏迷）、谵语（胡言乱语）、舌卷（舌头倒卷）、囊缩（男性阴囊往上缩）等现象时，表示高烧已达危险状况，必须赶紧就医。

　　发烧是人体自愈的一个作战过程。假如只有轻微的发烧症状，且温度并未过高，就没必要跑急诊，只要用对方法，体内的免疫系统就会战胜病魔而逐渐痊愈。因为发烧是症状，并不是引起并发症的真正原因，当疾病本身没有获得适当的控制，才会出现并发症，也因为出现了并发症，才会一直发烧。

　　当然，不论温度低或高，倘若发烧时，同时出现呼吸喘急、痰鸣（可能引发肺炎或哮喘），或身体痉挛，或心跳过快或过慢，或腹泻，或呕吐等情况，必须马上就医。此外，若是连续一两个星期都有低烧，表示你的器官与免疫功能出现问题，请寻求医师诊治。

发烧时，别急着乱给药帮倒忙

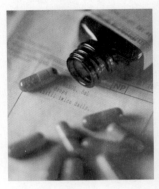

虽然使用退烧药可减轻病人因高烧所导致的酸痛、头痛或心悸等不适，但却不会缩短疾病本身的过程，也无法预防并发症的发生。因此，假如一直要求医师开退烧药或打针，不但对病情没有帮助，反而会耽误好转的时间。换而言之，千万不要因为吃一两包药或打完针后，发现温度并未下降多少，就认为这个医师不善诊治，马上又转到另一家诊所或医院看病，重复的看病及吃太多的药，都会干扰医师对疾病的诊断和治疗程序，对发烧的人有害无益。

事实上，两千多年前以来，中医在处理发烧就已有丰富的经验，如汉朝名医张仲景的巨著《伤寒论》中就提供了许多处理不同情况的发烧方法，在此提供一些老祖宗的经验，希望能帮助大家抵抗新型流感的入侵。

 食疗退热法

1. **海带芽汤**：海带，味咸，性寒，能利水泄热，软坚消痰，散结消肿。每餐饭后喝一碗。
2. **荸荠**：荸荠，味甘，性寒，能清热化痰，除胸中实热，消宿食，化积块。荸荠削皮余烫后，早晚吃一碗。
3. **秋葵**：秋葵非常有营养，含特殊的黏质液体，有助大肠的润滑，退火清肠。秋葵余烫后蘸酱油吃，午晚餐各吃一碗。
4. **苦瓜汤**：苦瓜切成薄片煮汤，稍微放点盐，能清热退火，每餐饭后喝一碗。

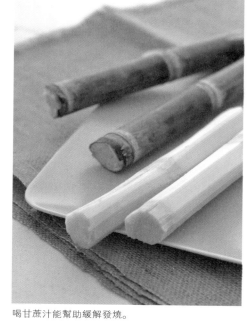

喝甘蔗汁能幫助緩解發燒。

5. **桑叶茶：**桑叶，味苦甘，性寒，能疏风清热，清肝明目。至药妆店或中西药房，购买桑叶速溶茶包，用热水冲泡，每餐后喝一杯。

6. **甘蔗汁：**甘蔗，味甘，性寒，能除热润燥，止渴消痰，和中助脾，利大小便。两餐之间各喝一杯。

7. **蜂蜜水：**蜂蜜，味甘，性平，能润燥、滋养、解毒。饭前喝一杯。

8. **水梨汁：**味甘、微酸，性寒，能润肺凉心，消痰降火，止渴，利大小肠。午晚餐后现打现喝一杯。

9. **汆烫莲藕汁：**藕节，味涩，性平，能解热毒，消瘀血。用一大节莲藕，洗净削皮切片，汆烫后加入开水，打成汁，去渣。午、晚餐后现打现喝一杯。

10. **地骨露（中药房可买到）：**可清热退烧，滋润体液。午、晚餐后喝一杯。

退热 2 刮痧退热法

在后颈部或背部，涂些黑麻油，以汤匙或刮痧板，由上往下刮（不可来回刮），直到皮肤瘀红出现。早晚各刮一次来退烧，并于刮前喝一大杯温开水。但须注意刮痧属于"泻法"，若患者出现晕眩、想吐、心悸或气虚等现象，就不可使用刮痧法，恐怕会发生改变或产生危险。

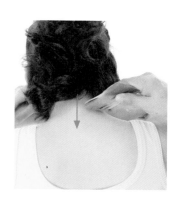

退热3 白醋退热法

　　将一碗白醋倒入脸盆中，光着脚，泡10分钟，早晚各一次。或用一脸盆温水，加入3大匙白醋，再用毛巾沾湿，来擦拭发烧者的身体。由于醋性酸，能散瘀解毒、散水气、消疲劳，每日早中晚各一次，擦后喝些水，以利代谢。

退热4 精油退热法

　　可用清凉的精油（风油精、白花油、驱风油、万金油、绿油精等）来迅速疏解发烧的程度，如涂抹些在两侧的手大拇指指甲根内侧缘（肺经的少商穴）、脚大趾的指甲根外侧缘（肝经的大敦穴），以及手肘外侧的曲池穴，涂抹前先喝一大杯温开水。

　　发烧时，身体过多的体温与热气，会囤积在体内无法宣泄，而这三个穴位都是经络的尾端出口，都有迅速解热退烧的作用。同样地，清凉油类也有降温、消炎及疏散作用，两者搭配使用，热就散得比较快。但须注意心肺功能弱者，不可涂抹太多凉精油在前胸或上背心，以免导致发冷颤抖及呼吸困难。

白醋退热法，能散瘀解毒、散水气、消疲劳，每日早中晚各一次，擦后喝些水，以利代谢。

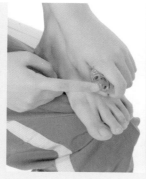
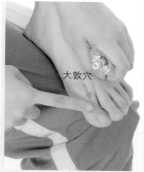

大敦穴

将风油精涂抹在大敦穴，可以解热退烧。

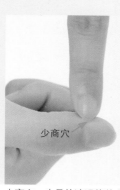

少商穴

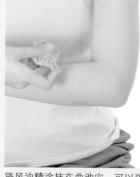
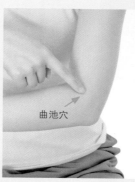

曲池穴

将风油精涂抹在曲池穴，可以疏解发烧。

少商穴，也是快速退烧的穴位之一。

退热5 敲打心包经络退热法

　　以手握空拳，由肩膀内侧下缘，顺着手臂内侧中线"由上往下"敲往掌心，不可来回敲，此乃心包经络路线，可调整脑、心、胸、胃等系统。然后，再用拳头下缘肌肉，由脚内踝上缘，顺着小腿中线、大腿中线往上敲至鼠蹊部，此举可共振肝脾肾三条经络，活络其功能。

　　此法最主要的根据，是这样的敲打共振会使体内心脏及其周围循环与新陈代谢马上变好，并使得杀手细胞、球蛋白等免疫防御系统，能迅速对细菌与病毒加以破坏，烧就退了。每日宜敲打3次，左右手各敲5～10分钟，敲后多喝些白开水。

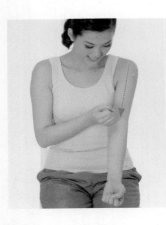
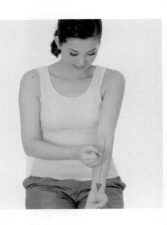

由上往下敲打心包经，可以帮助退烧。

退热 6 穴位放血退热法

　　若是看了医师吃了药，仍然高烧不退，或再次发烧，可在耳尖（耳朵对折后的尖端，即是耳尖穴）、耳垂（扁桃腺反应区）、大拇指指甲根内侧缘（少商穴）、中指尖端中心处（中冲穴）等处，先用消毒棉片杀菌，再以采血片（西药房有售）浅刺皮肤，每处挤3滴血出来，身体的内热就会从这些"体温出口"释放出来，不再继续发烧。记得放血前须将欲放血处按摩一下，以利血液流出来。

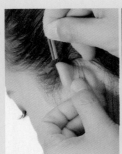
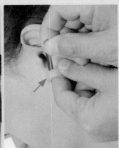

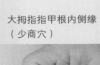

大拇指指甲根内侧缘
（少商穴）

中指尖端中心处
（中冲穴）

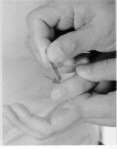
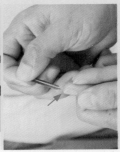

耳尖（耳尖穴）　　　　　耳垂（扁桃腺反应区）

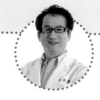

【专栏】
冬病夏治＜三伏贴＞

　　冬病夏治乃是中医结合节气之"运气医学"与"敷灸疗法"的观念，于24节气之小暑至立秋之间的"伏夏"中的三伏天，进行穴位贴敷治疗。

　　许多患者在冬天温度低时，容易引发气喘、咳嗽、鼻子过敏、风湿关节炎、皮肤炎等问题，此时求医治疗多半只能减轻症状，这样的情形只是"治标"而已，倘若在夏天时先做预防性治疗，积极使用"三伏贴"，并且注意某些特定的饮食生活习惯，就能"根本"性地改善其体质，减少冬天发作几率，甚至使诸多小毛病不会再犯。

三伏贴的功效

　　三伏贴疗法，又名天灸，源自于清朝，是在一年当中最炙热的三伏天，在背部的特定穴位贴上膏药，到了秋冬你就可以轻松告别重复感冒或过敏气喘的老毛病。

　　清代张潞的《张氏医通》卷四〈诸气门下·喘〉就有记载："冷哮灸肺俞、膏肓、天突有未有不应。夏月三伏中用白芥子涂法往往获效。方用白芥子净末一两，延胡索一两，甘遂、细辛各半两，共为细末入麝香半钱，杵匀，姜汁调涂肺俞、膏肓、百劳等穴，涂后麻冒疼痛，切勿便去，候三炷香足，方可去之。十日后涂一次，如此三次病根去矣！。"

　　所谓的"三伏天"，即初伏（从夏至后到第三个庚日）、中伏（从夏至后到第四个庚日）、末伏（立秋后第一个庚日）的总称，这几个日子是一年之中最炎热、阳气最旺的时候，也是人体皮肤肌理打开最彻底的时机，是最适合拉筋的日子，亦有助于药物经皮肤来吸收导引。

　　此时若选用一些辛温香窜和逐痰利气的中药，制成中药药膏贴于身体中某些特定的穴位上，可温阳利气，驱除体内潜伏之风寒痰气，并加强人体的抗病能力，对于气喘、过敏性鼻炎、异位性皮肤炎、风湿等疗效良好，到了冬天病情自然减轻，或不再发作。

　　台北市立中医医院就曾公布研究证实，连续三年对气喘病患实施三伏天穴位敷贴，结果高达九成的气喘病患冬天几乎不再发作，证实三伏贴确实有效。

PART 03
自然止咳法，
对症处理没烦恼！

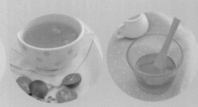
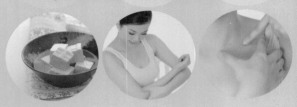

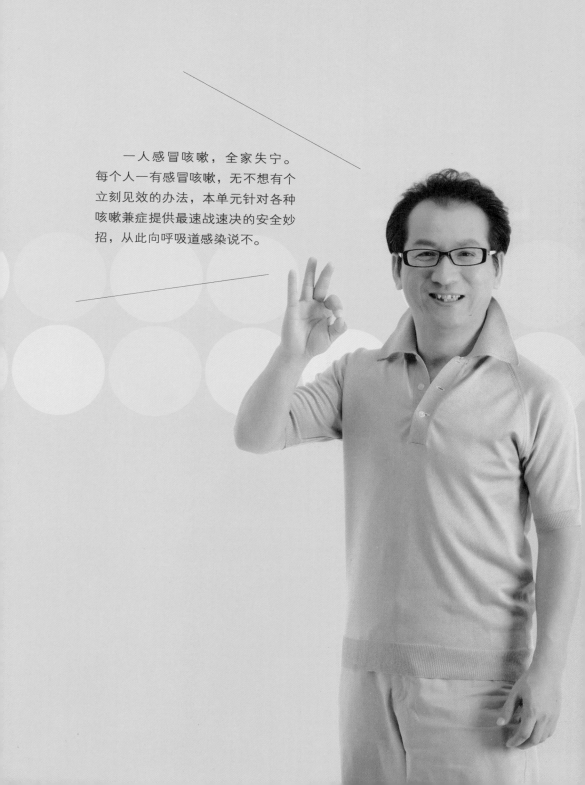

一人感冒咳嗽，全家失宁。每个人一有感冒咳嗽，无不想有个立刻见效的办法，本单元针对各种咳嗽兼症提供最速战速决的安全妙招，从此向呼吸道感染说不。

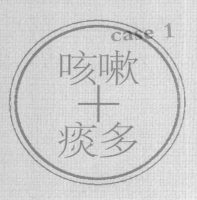

case 1

咳嗽
＋
痰多

有位婆婆她不爱运动，经常微波前一餐的菜肴或煮碗面来吃，再加上有多年气管的宿疾，每天早上睡醒一定得先到厕所费力地吐痰。本身气虚痰多，出门总要随身带着吐痰的塑料袋，以便不断费劲地"嗯哼嗯哼"地清痰，才会觉得喉咙比较轻松，不会胸闷缺氧。后来，我教她常敲打穴道，改变饮食习惯，少吃面及过餐的食物，并且多散步，之后整个情形就改善了。

·· 急性期的神效敲打或按摩方

足三里穴
Zusanli

位于小腿外侧，膝盖外凹与外踝尖连线的3/16处，距胫骨前缘一横指（中指）。

功效／祛痰、止咳。

主治／气短、痰多、胃肠疾病、怔忡、心悸、头痛、眩晕、中风偏瘫、癫痫、下肢痛痹、遗尿、小便不利、水肿、产后后遗症、带下、妊娠恶阻、虚劳。

方法／轻轻敲打3分钟或按摩5分钟以上。

针灸／直刺或斜刺1～2寸，稍为偏向胫骨方向。可灸。

》神准找穴Step by Step

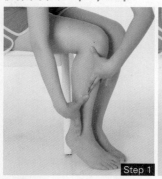

Step 1

1. 在膝盖的外凹与外踝尖的连线上，各取一半的距离。

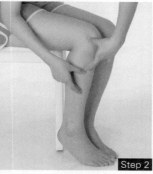

Step 2

2. 再从上面的一半中，再取一半的距离。

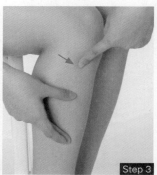

Step 3

3. 再从上面的一半中，再取3/4，即是足三里穴。

水突穴 Shuitu

位于颈部，胸锁乳突肌的前缘，人迎穴与气舍穴的中点。

功效/降逆、止咳。

主治/咳逆上气、喘息、胸胁胀满、呃逆。

方法/轻轻敲打3分钟或按摩5分钟以上。

针灸/直刺0.3～0.4寸。可灸。

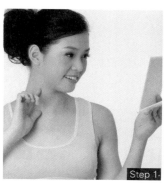

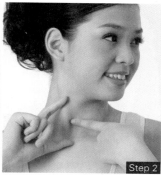

》神准找穴Step by Step

1. 用食指搭在喉结的外侧，再将大拇指搭在锁骨上缘。
2. 取食指与大拇指的一半，胸锁乳突肌的前缘，即是水突穴。

········· 急性、慢性兼治的调养食疗方

热柠檬汁

做法 | 新鲜柠檬切两薄片，加上1克盐，并以热开水一小杯冲之，趁温喝下。第二次回冲时，不用再加盐。每日喝数次，连续喝几天，喝到不咳为止。

原理 | 1. 柠檬汁与热开水混合后，会产生像类固醇的作用，能有效地清除气管中的痰液，畅通呼吸道。
2. 盐，性味咸寒，能杀菌、软化浓痰。

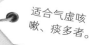

适合气虚咳嗽、痰多者。

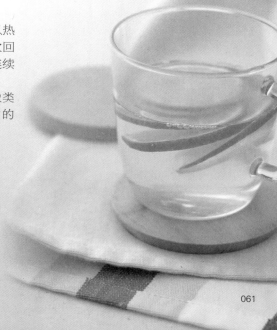

带膜花生汤

作法 | 至市场购买生花生一包，将一碗量的生花生连花生膜一起放入小锅中，加八分满水，以小火炖烂，每天喝一两碗，连续喝几天，喝到不咳为止。

原理 | 花生，性温，味甘，作用于肺经和胃经经络，能化痰止咳、润肠开胃及补虚强身。花生衣则有止血的作用。

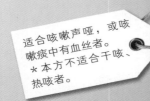

适合咳嗽声哑，或咳嗽痰中有血丝者。
＊本方不适合干咳、热咳者。

金橘柠檬汁

做法 | 常吃新鲜的金橘，或口含金橘干，或到饮料店购买热的金橘柠檬汁，趁温喝，可有效化痰止咳。

原理 | 金橘，性辛温，味甘，能散寒化痰、开胃消食、理气解郁、止渴解酒及增强毛细血管弹性。金橘含丰富的金橘甙、维生素C、挥发油等活性物质，可强化鼻咽黏膜，预防感冒及改善支气管炎，祛除胸闷痰积、食欲不振、消化不良、久咳不愈、小儿百日咳及防治脑血管疾病。

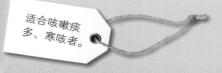

适合咳嗽痰多、寒咳者。

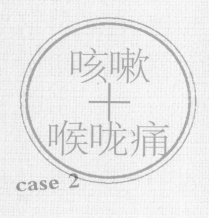

咳嗽
＋
喉咙痛

case 2

许多上班族只要一感冒，往往都有咳嗽及喉咙痛的症状，加上他们一天到晚都在密闭式的环境工作，因此只要有一个人伤风受寒，其余的人便纷纷被感染。或某些朋友平日就喜欢吃烧烤或油炸食物，又爱添加辣椒、胡椒等佐料，使得体质偏于燥热，感冒后就容易有喉咙痛的情形了。

一有喉咙不舒服时，同事或朋友就会拿出喉糖、薄荷口香糖，以及八仙果，各式各样口含的物品琳琅满目，但大多只能稍加舒缓，有的甚至吃完后喉咙更干，咳嗽和喉痛的情形依旧，因为这些只能治标，感觉好像暂时舒服些，实际上并未能达到有效根治的功效。

·········· 急性期的神效敲打或按摩方

阳溪穴 Yangxi

位于手腕，当大拇指往上翘起时，大拇指根出现的凹陷处。

功效／消肿、止痛。

主治／咽喉肿痛、手腕痛、癫痫、头痛、耳疾、目赤。

方法／轻轻敲打3分钟或按摩5分钟以上。

针灸／直刺0.3～0.5寸。可灸。

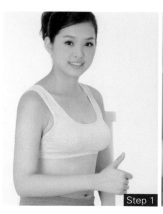

Step 1

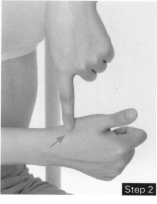

Step 2

》神准找穴Step by Step

1. 将大拇指翘起来，好像夸赞的样子。

2. 在大拇指根处出现的凹陷处，即是阳溪穴。

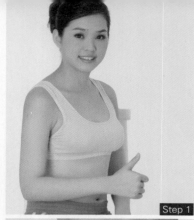

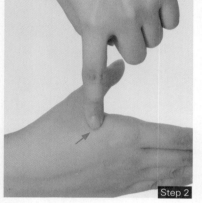

三间穴
Sanjian

本穴位于第二掌骨小头桡侧后凹陷中，即食指根下缘。

功效／止咳、顺气。

主治／咽喉肿痛、目痛、齿痛、肩痛、手痛。

方法／轻轻敲打3分钟或按摩5分钟以上。

针灸／直刺0.3～0.5寸。可灸。

》 神准找穴Step by Step

1. 将手的虎口张开。
2. 在食指根部的骨头后方凹陷处，即是三间穴。

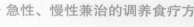
急性、慢性兼治的调养食疗方

黄色橄榄

做法｜饭后吃1～2颗，可化痰润喉，常保喉咙顺畅，有抵抗力。

原理｜橄榄，性温，味甘涩，为肺胃之果，能清咽生津，除烦醒酒，解河豚毒及鱼骨鲠。

适合咳嗽且喉咙痛，或浓痰咳不出的人食用。

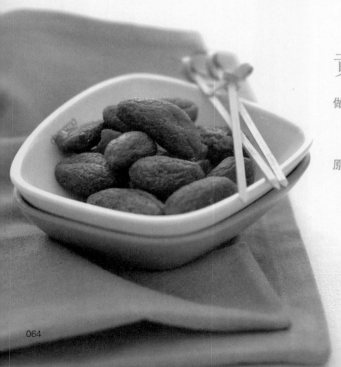

鲜柠檬薄片

做法 | 新鲜的绿色柠檬洗净，切成薄片，在上方撒上一层薄薄的红糖，再放入口中细细咀嚼后吞下去。一日数次，连续吃几天，吃到不咳为止。

原理 | 糖能杀菌消炎。柠檬含丰富的维生素C，能杀菌、消炎和退肿。

适合咳嗽兼有喉咙肿痛者。

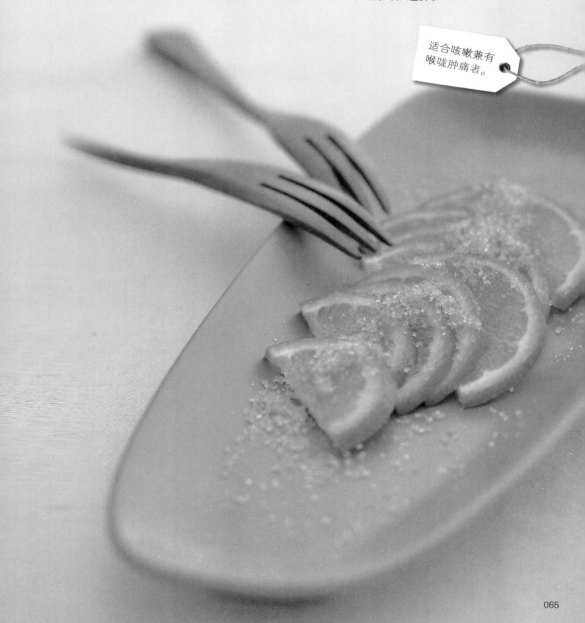

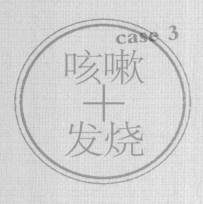

case 3

咳嗽+发烧

有些小朋友体质较为娇嫩，呼吸道很容易受到感染，一感冒就会脸色发白，频频咳嗽，常常白天没事，到了晚上就莫名其妙发起烧来。每次发烧就去看医生吃药打针退烧，可是几次下来，怎么身体搞得越来越糟，好像感冒的次数越来越频繁，越来越接近。事实上，一直压制发烧，是对身体是不好的，老祖宗告诉我们出汗、排尿或排便都可疏导体内的热，运用得当就不会有副作用。

.... 急性期的神效敲打或按摩方

大椎穴 Dazhui

位于后颈根第一大椎骨头棘突下，约与肩齐平。

功效／清热、止咳。

主治／咳嗽、气喘、发烧、颈背僵硬疼痛、疟疾等。

方法／轻轻敲打3分钟或按摩5分钟以上。

针灸／向上斜刺0.5～1寸。可灸。

》神准找穴Step by Step

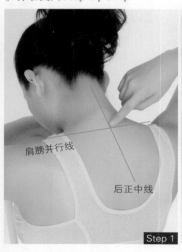

肩膀并行线

后正中线

Step 1

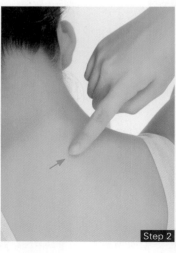

Step 2

1. 先找出左右肩膀上缘并行线，与后正中线交叉的两个凸出大骨头。

2. 这两个凸起大骨头之间的骨缝凹陷处，即是大椎穴。

*后正中线：由头顶心往后经过脊椎、肛门，到达会阴的中央线。

行间穴 Xingjian

位于足背，在第一、二趾缝间的上缘。

功效／解热、消炎。

主治／咳嗽、肿瘤、目赤肿痛、妇科疾病、头痛、眩晕、阴中痛、胁痛、腹胀、癫狂、癃闭、疝气。

方法／轻轻敲打3分钟或按摩5分钟以上。

针灸／直刺或斜刺0.5～0.8寸。可灸。

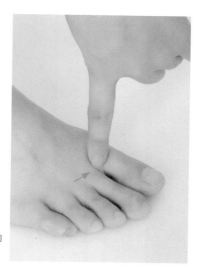

》神准找穴Step by Step

顺着脚大趾与第二趾之间缝隙往上一点点，即是行间穴。

······················ 急性、慢性兼治的调养食疗方

纯仙草茶

做法｜1. 可到草药店或传统市场购买晒干的仙草，隔水加热来煎熬出浓汁，或直接购买无糖的仙草茶即可。

2. 每天午晚餐时，各喝一杯，连续喝几天，喝到不咳为止。

原理｜仙草，又名仙人草，味甘，性凉，入肾经，利尿解毒，并可滋润呼吸道，修补表皮组织。建议常喝烧仙草（不加糖，可加入绿豆、薏仁），可滋润气管、利尿、退火。

适合热咳、喉咙痛、热感冒者。

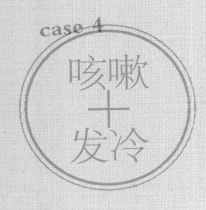

case 4

咳嗽
＋
发冷

炎炎夏日，人们总习惯饭后喝杯冷饮来解渴退热，殊不知这样一来，不论食道、气管、胃肠及子宫等，全都会受到冷的影响而变差，唯有体温维持在36.5℃的恒温，人体内所有的系统才能正常运作。换而言之，冰吃得越多，将来感冒时的并发症越多，因为平日体内不断累积了许多的寒气，内在许多的微循环网络就耗损了一大半，加上环境的改变，外冷内寒一起发作，自然免不了一吹风，就咳嗽发冷了。

急性期的神效敲打或按摩方

关元穴 Guanyuan

位于下腹部，前正中线上，由肚脐至耻骨联合中点的3/5处。

功效 / 温暖及强壮全身。
主治 / 虚弱、生殖泌尿疾病、中风虚脱、脱肛、腹泻等。
方法 / 轻轻敲打3分钟或按摩5分钟以上。
针灸 / 直刺0.5～1寸。可灸。

》神准找穴Step by Step

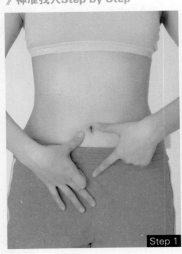

Step 1

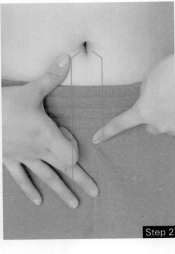

Step 2

1. 先找到肚脐眼，再垂直往下找到生殖器上缘的耻骨头。
2. 再由肚脐与耻骨之间的垂直线中取3/5处，即是关元穴。

大椎穴 Dazhui

位于后颈根第一大椎骨头棘突下，约与肩齐平。

功效 / 清热、止咳。

主治 / 咳嗽、气喘、发烧、颈背僵硬疼痛、疟疾等。

方法 / 轻轻敲打3分钟或按摩5分钟以上。

针灸 / 向上斜刺0.5～1寸。可灸。

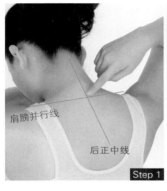

肩膀并行线

后正中线

Step 1

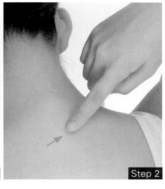

Step 2

》神准找穴Step by Step

1. 先找出左右肩膀上缘并行线，与后正中线交叉的两个凸出大骨头。

2. 这两个凸起大骨头之间的骨缝凹陷处，即是大椎穴。

＊后正中线：由头顶心往后经过脊椎、肛门，到达会阴的中央线。

················ 急性、慢性兼治的调养食疗方

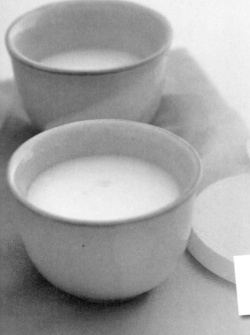

杏仁茶

做法 | 到市场购买现磨的杏仁粉回家泡来喝，或至超市买速溶的杏仁冲泡包，或至便利商店购买现成的纸盒装杏仁茶，但要加热喝。每天喝二次，连续喝几天，喝到不咳为止。

原理 | 杏仁，性温，味苦，能祛痰止咳、平喘、润肠，可泻肺解肌，除风散寒，降气行痰。

＊注意事项：广式冰饮店所贩卖的"杏仁豆腐"，微凉滋润，较适合干咳或燥咳者使用。

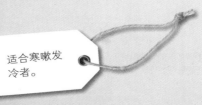

适合寒嗽发冷者。

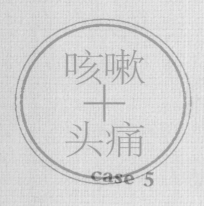

咳嗽＋头痛
case 5

有位女性朋友，丈夫是大老板，家里有佣人，什么事都不用她操心，生活过得相当惬意，每天不是和朋友相约美容敷脸，就是泡泡SPA，但有时候一洗完没注意穿好衣服，就哈啾～哈啾～喷嚏打个不停。她只要一感冒受寒就会头痛咳嗽，据她表示，可能是太爱喝咖啡了，早餐、中餐喝，下午茶也喝，到了晚上又再来一杯。我劝她改喝普洱茶，泡澡时只浸上半身，并且多按摩眉心与全身，头痛才逐渐趋于缓解。

················ 急性期的神效敲打或按摩方

缺盆穴 Quepen

位于锁骨上窝中央，距前正中线4寸。

功效／止咳、清肺。
主治／咳喘、喉疾、胸中满热、淋巴肿粒、甲状腺肿瘤等。
方法／轻轻敲打3分钟或按摩5分钟以上。
针灸／直刺0.2～0.4寸。可灸。

》神准找穴Step by Step

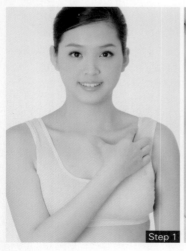

Step 1

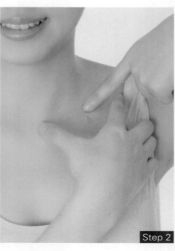

Step 2

1. 先找到前颈根与肩头之间的锁骨。
2. 再量锁骨的一半处的上缘，即是缺盆穴。

印堂穴 Yintang

位于额部，两眉头之中间处。

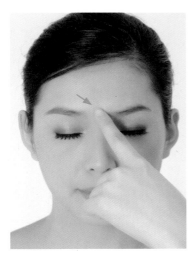

功效／止痛、安眠。

主治／失眠、高血压、鼻炎、鼻塞、鼻血、头痛、眩晕、急惊风。

方法／轻轻敲打3分钟或按摩5分钟以上。

针灸／提捏局部皮肤，向下平刺0.3～0.5寸。可灸。

》神准找穴Step by Step

先找到左右的眉毛头，再取两眉头之间的中点处，即是印堂穴。

急性、慢性兼治的调养食疗方

蒜蜜茶

> 适合久咳不愈且头痛者。

做法 | 1. 塑胶袋包着生大蒜一斤，用菜刀拍碎、去皮膜，在空气中至少搁置15分钟使其充分氧化后，大蒜才能发挥神奇功效，再装入玻璃瓶，倒入龙眼蜂蜜淹没所有的蒜头，然后封紧开口，大约2个月就可以倒出冲泡饮用。

2. 一大匙的大蒜蜂蜜汁，加上5倍热开水，温温地喝，早晚喝一杯，连续喝几天，喝到不咳为止。

原理 | 1. 《本草备要》曰："大蒜，辛温开胃，健脾，通五脏，色极臭能达诸窍，去寒湿，解暑气，辟瘟疫。"

2. 蜂蜜，性平、味甘，能和百药、解百毒、安五脏、补中气、润肺滑肠、缓解疼痛，以及抑制细菌的生长，故常用于哮喘咳嗽、鼻炎等病症。

＊注意事项：部分医书认为大蒜与蜂蜜同用会有所冲突，但此处乃取其"相反作用"，反而更能达到祛痰止咳的效果。

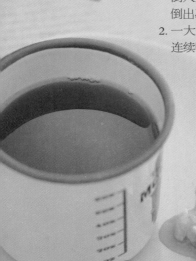

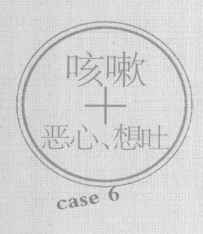

咳嗽
＋
恶心、想吐

case 6

有位40多岁的中年妇人，一感冒就会恶心、想吐，甚至演变成久咳不愈。她回想小时候只要感冒吐得乱七八糟，父母常常不分青红皂白就一个巴掌打下去，让她的童年过得很凄惨。现在，虽然嫁了好老公，可是一吹到风还是照吐不误，倘若不吐出来，用压制的药，反而更难过。

这可能是心理因素造成的障碍，使得她的胃长期处于紧张的状态，必须先调整自己的心态，再来处理身体的问题，才是治根之道。后来她信仰宗教，懂得原谅、释怀之后，身体也获得了改善。

急性期的神效敲打或按摩方

魄户穴 Pohu

位于背部，由第三胸椎棘突下向左或向右3寸处（约4指宽）。

功效／止咳、清肺。

主治／咳嗽、气喘、肺痨、项强、肩背痛。

方法／轻轻敲打3分钟或按摩5分钟以上。

针灸／斜刺0.5～0.8寸。可灸。

》神准找穴Step by Step

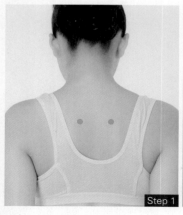

Step 1

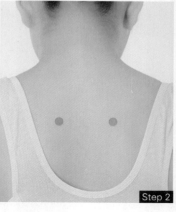

Step 2

1. 先找到上背心左右肩胛骨之间最窄处的脊椎，即是第三胸椎。
2. 从第三胸椎再往左或往右约4指宽处，即是魄户穴。

梁丘穴
Liangqiu

位于大腿，屈膝，当髂前上棘与髌底外侧端的连线上，由髌底上3指宽处，即膝盖外凹往上约3指宽处。

功效／止恶、消炎。

主治／胃痛、呕吐、膝痛不能屈伸、腰胫痹痛、乳房肿瘤。

方法／轻轻敲打3分钟或按摩5分钟以上。

针灸／直刺0.5～0.8寸。可灸。

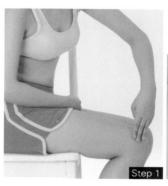
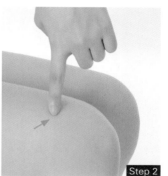

Step 1

Step 2

》**神准找穴Step by Step**

1. 从膝盖外凹以3指宽来计算，再往上量。
2. 在大腿外侧的棱线上取穴，再垂直按压。

·········· 急性、慢性兼治的调养食疗方

芫荽生姜汤

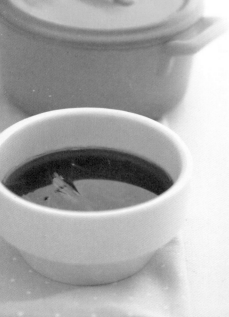

做法｜芫荽一把，姜丝一小撮，加上红糖两大匙，煮滚即可。连续喝几天，喝到不咳为止。

原理｜1. 芫荽，性温，味辛，能开胃健脾、解表散寒、促进循环、祛风解毒、透发疹子。

2. 生姜，性温，味辛，能解表散寒、温中止呕、除湿、发汗、活血、健胃、去腥及消水肿。

＊注意事项：姜能驱寒散冷痰，但如果你有干咳、喉咙痛或发烧的现象，就不适合用姜，会火上加油，症状更严重。

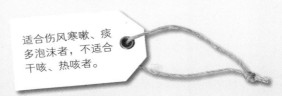

适合伤风寒嗽、痰多泡沫者，不适合干咳、热咳者。

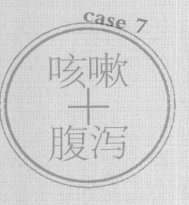

case 7

咳嗽 ＋ 腹泻

（此处为装饰性手部图）

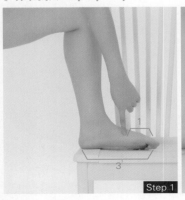装饰

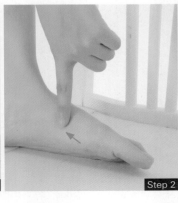装饰

有一位大学女生，体质娇弱，脸色与嘴唇经常白白的，毫无血色，不管天冷或天热，长年手脚冰凉，平日很挑食，不喜欢吃肉类，但对水果可以从早吃到晚。一感冒，就很容易拉肚子，久了就会气虚咳嗽。我对她说，如果没有吃动物性蛋白质，体内所产生的热量会比较不充足，建议吃点鱼或鸡等白肉，但不要吃牛、羊、猪肉等，主要是红肉一吃多，容易患有心血管疾病与癌症。后来，她到法国巴黎念书，碍于经济的关系，三餐都要自理，慢慢地也就改掉了多年的挑食习惯，逐渐健康起来。

急性期的神效敲打或按摩方

公孙穴 Gongsun

位于足内侧边缘，当第一跖骨基底的前下方，约脚底内侧1/3处。

功效／止泻、除湿。

主治／胸闷气短、胃肠疾病、痢疾、心烦失眠、便血、霍乱、心痛、心悸、体重嗜睡、发狂妄言、月经不调、腹中积块、胎衣不下。

方法／轻轻敲打3分钟或按摩5分钟以上。

针灸／直刺0.3～0.5寸。可灸。

》神准找穴Step by Step

1. 从整个脚底内侧，先找到大约1/3的地方。
2. 从这内侧1/3左右再找到骨头前缘的凹陷处。

Step 1

Step 2

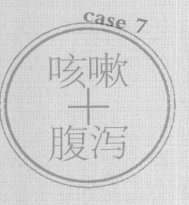（左侧栏）

PART
03

自然止咳法，对症处理没烦恼！

俞府穴 Shufu

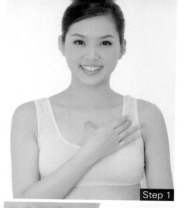

Step 1

位于胸部，当第一肋间隙，距前正中线
2针灸寸，即前胸第一肋间。

功效／止咳、治胃。

主治／咳喘、胸满不得息、呕吐、不消
化、腹胀。

方法／轻轻敲打3分钟或按摩5分钟以上。

针灸／斜刺 0.5 ~ 0.8寸。可灸。

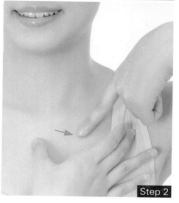

Step 2

》神准找穴Step by Step

1. 用大拇指与食指量出前正中线至乳头之间的距离，此为
   针灸的4寸。再由前颈根往下找到第一肋，手上移至此。
2. 大拇指与食指的一半之处就是2寸，即是俞府穴。

＊前正中线：由头顶心往前经过眉心、鼻尖、肚脐、生殖
   器等，到达会阴的中央线。

······························· 急性、慢性兼治的调养食疗方

紫苏梅

做法│至超市购买。每隔3、4小时含一颗紫苏梅，
连续吃几天，喝到不咳为止。

原理│紫苏味辛，性温、无毒，有解表散寒、活血
定痛、和中开胃、止咳消
痰、散风寒及解鱼蟹毒等
作用。《本草备要》曰：
"乌梅性味酸涩而温，脾肺
血分之果，功能敛肺、涩肠、涌
痰消肿、清热解毒、生津止渴及醒酒杀
虫。主治久咳、泻痢、瘴疟、霍乱、
吐逆反胃、劳热骨蒸、安蛔厥、去
黑痣、蚀恶肉。"

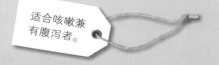

适合咳嗽兼
有腹泻者。

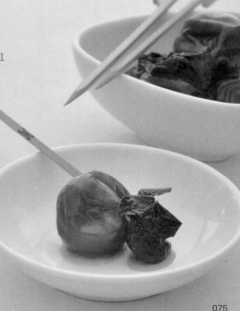

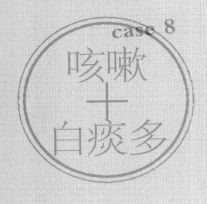

case 8
咳嗽＋白痰多

常见症状为咳嗽有清痰，流清清的鼻涕或鼻塞、恶寒或发热无汗，常头痛、身体疼痛，脉浮紧，舌苔薄白色。换而言之，其痰一般颜色较白且稀薄，或有如泡沫状或如鸡蛋白，这类病人通常会觉得唾液较多，嘴唇的颜色也倾向色白，同时也较怕冷，有时会胸背发冷或食欲不振。现代医学病名，可能是急性支气管炎、肺气肿、支气管扩张症、流行性感冒等症。

⋯⋯⋯⋯⋯⋯⋯⋯⋯⋯⋯⋯ 急性期的神效敲打或按摩方

气海穴 Qihai

位于下腹部，在前正中线上，由肚脐至耻骨联合中点的1.5/5处。

功效／补气、祛寒。
主治／虚弱、生殖泌尿疾病、中风虚脱、脱肛、腹泻等。
方法／轻轻敲打3分钟或按摩5分钟以上。
针灸／直刺0.5～1寸。可灸。

》神准找穴Step by Step

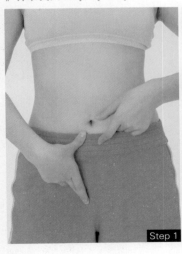

Step 1

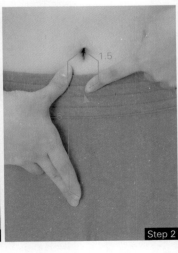

1.5

Step 2

1. 先找到肚脐眼，再垂直往下摸到耻骨头（在生殖器上缘）。
2. 肚脐眼与耻骨头的1.5/5处，即是气海穴。

步廊穴 Bulang

位于胸部，当第五肋间隙，前正中线旁开 2 针灸寸，即在胸口剑突旁。

功效／清肺、止咳。

主治／咳嗽、气喘、胸满胁痛、呕吐、不消化。

方法／轻轻敲打3分钟，或按摩5分钟以上。

针灸／沿皮刺0.5～0.8寸。不可深刺，以免伤及内脏。可灸。

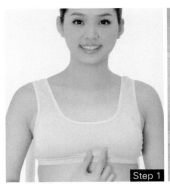

Step 1

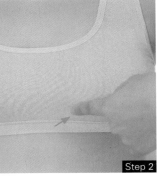

Step 2

》神准找穴Step by Step

1. 前正中线至乳头之间为针灸的4寸，用大拇指与食指来量一半就是2寸。
2. 乳头是在第四肋下间隙，再往下一肋，即第五肋间隙，即是步廊穴。

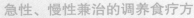

······· 急性、慢性兼治的调养食疗方

生姜蜂蜜汁

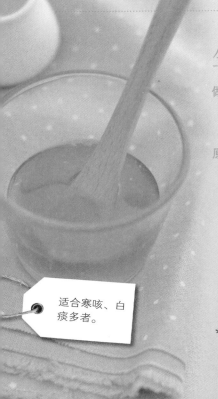

适合寒咳、白痰多者。

做法｜生姜挤汁一大匙，蜂蜜一小匙，混合均匀，含在口中，慢慢吞咽下去。每天一两次，连续喝几天，喝到不咳为止。

原理｜1. 生姜，性温，味辛，能解表散寒、温中止呕、除湿、发汗、活血、健胃、去腥及消水肿。
2.《本草备要》曰："蜂蜜，草木精英，含露气以酿成，生性凉能清热，熟性温能补中，甘而和故能解毒，柔而滑故润燥；甘缓可以去急，故能止心腹肌肉疮疡诸痛；甘缓可以和平，故能调营卫、通三焦、除众病及和百药，而与甘草同功；姜汁和蜜止嗽治痢，明目悦颜；同薤白捣涂治汤火伤；煎炼成胶通大便秘；然能滑肠，泄泻与中满者忌用。"

＊注意事项：姜能驱寒散寒痰，但特别注意如果你有干咳、喉咙痛或发烧的现象，就不适合用姜，会火上加油，症状更严重。

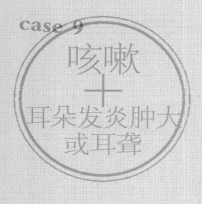

case 9
咳嗽
＋
耳朵发炎肿大
或耳聋

有一位就读国小3年级的女童，每次一感冒，总会咳嗽加上耳朵发炎流脓，看过很多医生，即使痊愈，问题依旧存在，也因为如此，小小年纪却有点耳背。父母亲非常不舍，到处找名贵的补品或偏方给她吃，情形却迟迟无法改善。我建议她要早点上床睡觉，因为胆经环绕耳旁，晚睡熬夜会影响抵抗力。其次，建议她多吃绿色蔬果，并且多做侧身弯腰运动，来调节肝胆功能。最后，服用小柴胡汤3个月来改善体质，她努力照着做，3个月过后，果然不再有此困扰了。

急性期的神效敲打或按摩方

听宫穴
Tinggong

位于脸部，耳屏前，下颌骨髁状突的后方，张口时呈凹陷处，即张口时耳朵中间前缘凹处。

功效／开窍、消炎。

主治／耳鸣、耳聋、聤耳、失音、牙痛、癫痫、肩痛。

方法／轻轻敲打3分钟或按摩5分钟以上。

针灸／直刺或斜刺0.5～1寸。可灸。

》神准找穴Step by Step

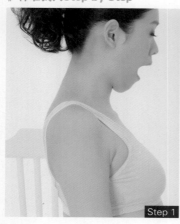

Step 1

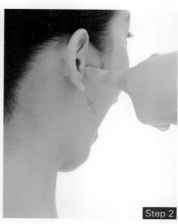

Step 2

1. 张大嘴巴。
2. 找到耳朵前缘的大凹陷处，用指尖往骨缝深处压。

璇玑穴 Xuanji

位于胸部前正中线上，天突穴往下一大拇指宽的浅凹处，即前颈根下方浅凹处。

功效／清肺、止咳。

主治／咳嗽、气喘、喉疾、胃积。

方法／轻轻敲打3分钟或按摩5分钟以上。

针灸／沿皮刺0.3～0.5寸。可灸。

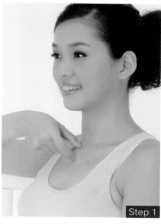
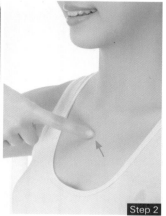

》神准找穴Step by Step

1. 由前颈根的大凹处，往下约一大拇指宽处。
2. 在前颈根凹处与第一肋之间的浅凹处，即是璇玑穴。

Step 1

Step 2

·········· 急性、慢性兼治的调养食疗方

梅酱饭团

做法｜白饭煮好后，中间包上一小匙梅子酱，每天早餐吃。

原理｜梅酱，性温，味酸涩，能涌痰消肿，清热解毒，生津止渴。

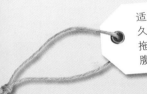

适合喉咙肿痛、久咳不愈、感冒拖很久、感冒有腹泻者。

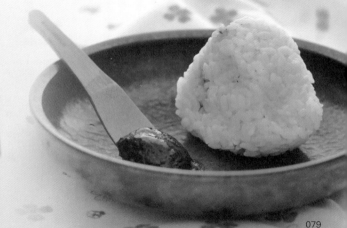

热咳

case 10

常见症状为口燥，咽干，痰黄且浓稠，发热，恶风，舌红苔黄，尿液颜色深黄且较少，脉浮滑，也较容易便秘或流鼻血。现代医学病名，可能是急支气管炎、慢性支气管炎、急性咽炎、慢性咽炎、急性篌炎、慢性喉炎、肺脓疡、支气管扩张症、流行性感冒等症。

······························· 急性期的神效敲打或按摩方

大椎穴 Dazhui

位于后颈根第一大椎骨头棘突下，约与肩齐平。

功效／清肺、止咳。

主治／咳嗽、气喘、发烧、颈背僵硬疼痛、疟疾等。

方法／轻轻敲打3分钟或按摩5分钟以上。

针灸／向上斜刺0.5～1寸。可灸。

》神准找穴Step by Step

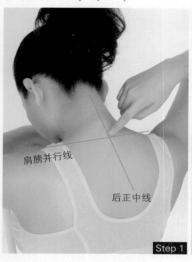

肩膀并行线

后正中线

Step 1

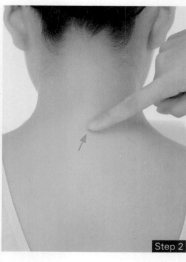

Step 2

1. 先找出左右肩膀上缘的并行线，与后正中线交叉的两个凸出大骨头。

2. 这两个凸起大骨头之间的骨缝凹陷处，即是大椎穴。

*后正中线：由头顶心往后经过脊椎、肛门，到达会阴的中央线。

曲池穴
Quchi

位于手肘外侧，屈肘，当肘横纹外端凹陷处，为尺泽穴与肱骨外上髁连线之中点，即手肘外侧凹处。

功效／清热、消炎。

主治／发热、咽痛、肩痛、头痛、目痛、牙痛、皮肤病、癫狂、中风等。

方法／轻轻敲打3分钟或按摩5分钟以上。

针灸／斜刺0.8～1.2寸。可灸。

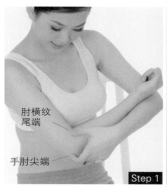

肘横纹尾端

手肘尖端

Step 1

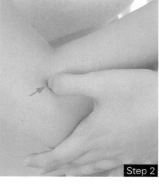

Step 2

》神准找穴Step by Step

1. 先找出肘横纹尾端和手肘尖端。

2. 肘横纹尾端与肘尖之间的凹陷处，即是曲池穴。

····· 急性、慢性兼治的调养食疗方

冬瓜汤

做法｜冬瓜一片约十厘米厚，切块煮汤，加一点点姜丝、盐，早晚吃一碗，连续喝几天，喝到不咳为止。

原理｜冬瓜，味甘，性微寒，能镇咳祛痰、泻热消暑。《本草备要》曰："冬瓜，寒泻热，甘益脾，利二便（通大小便），消水肿，止消渴（如糖尿病易饥易渴），散热毒痛肿。冬瓜子可补肝明目。"朱丹溪曰："冬瓜性急而走，久病阴虚者忌之。"

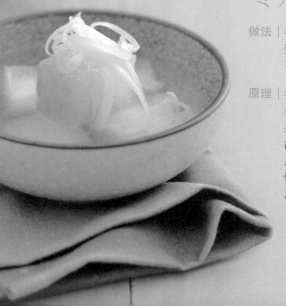

适合热咳且有浓痰（痰色略黄）者。

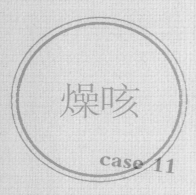

燥咳

case 11

常见症状为干咳，痰少而黏或痰中带血丝，口渴，咽喉干，舌质红，舌苔黄且干燥，容易喉咙痒痒的，脉搏较快。或兼有脸红、心烦、小便赤涩、便秘，多属燥邪。现代医学病名，可能是急慢性支气管炎、肺结核、肺炎等症。

····· 急性期的神效敲打或按摩方

孔最穴 Kongzui | 位于手臂内侧，腕横纹（太渊穴）至肘横纹（尺泽穴）的 7/12处。

功效 / 清肺、止咳。

主治 / 咳嗽、喘息、咯血、咽肿、失音、头痛、发烧汗不出、肘臂痛、痔疮出血。

方法 / 轻轻敲打3分钟或按摩5分钟以上。

针灸 / 直刺0.5～0.8寸。可灸。

》神准找穴Step by Step

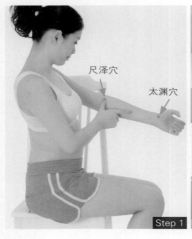

尺泽穴

太渊穴

Step 1

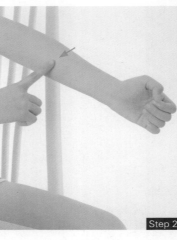

Step 2

1. 从手肘内侧大筋旁与脉搏跳动处之间，先量出一半之处。

2. 从一半之处再往上约一拇指宽处，即是孔最穴。

曲池穴
Quchi

位于手肘外侧，屈肘，当肘横纹外端凹陷处，为尺泽穴与肱骨外上髁连线之中点，即手肘外侧凹处。

功效／清热、消炎。

主治／发热、咽痛、肩痛、头痛、目痛、牙痛、皮肤病、癫狂、中风等。

方法／轻轻敲打3分钟或按摩5分钟以上。

针灸／斜刺0.8～1.2寸。可灸。

》**神准找穴Step by Step**

1. 先找出肘横纹尾端和手肘尖端。
2. 肘横纹尾端与肘尖之间的凹陷处，即是曲池穴。

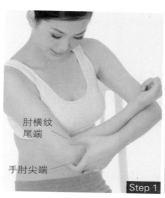

肘横纹尾端

手肘尖端

Step 1

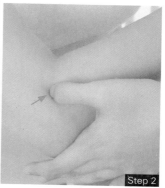

Step 2

急性、慢性兼治的调养食疗方

冰糖豆腐

适合热感冒初起的咳嗽，或偶有咳血者。

做法｜传统豆腐一碗量，加一大匙冰糖、半碗水，炖熟即可，晚餐前吃，连续喝几天，喝到不咳为止。

原理｜1.《本草备要》曰："豆腐，甘咸寒，清热散血，和脾胃，消肿胀，下大肠浊气。豆腐浆润肠肺，清咽喉。"

2. 冰糖乃是将砂糖溶解成饱和的砂糖溶液，使其在恒温之下慢慢结成晶块，其蔗糖纯度很高（超过99.9%）。冰糖有滋润、止痛的作用。

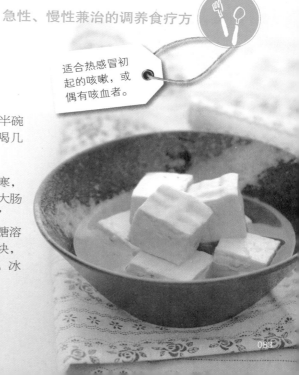

罗汉果茶

做法 | 罗汉果一个，拍烂，加入1000ml热开水冲之，一天之中分3次喝，连续喝几天，喝到不咳为止。

原理 | 罗汉果，性凉，味甘芳香，能清热解暑、润肺止咳、化痰、生津、止渴、清血，尤其可驱除痰火咳嗽，避免血燥、便秘、高血压等症。
此外，它还具有相当高的超氧去活性，能达到高度净化身体的效果。

* 注意事项：罗汉果以长形的较佳，其颜色褐中带黑，皮面有光泽，摇时不响的便是上等好货。

适合肺热咳嗽，痰不利吐出者。

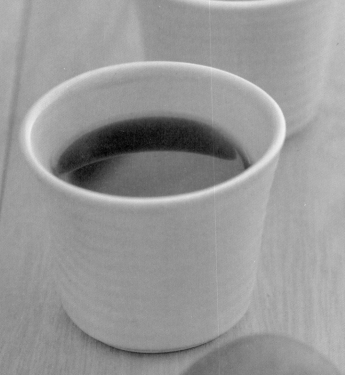

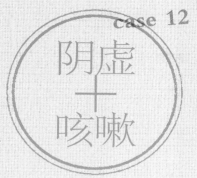

case 12

阴虚 + 咳嗽

常见症状为咳嗽，痰胶黏且常想吐出来或浓痰中带血，咽喉干痛、声哑、便秘，脉多弦细数，舌红无苔，严重者会一阵一阵地发烧，嘴巴觉得苦苦的，且夜间莫名其妙地出冷汗（盗汗）。现代医学病名，可能是急性支气管炎、慢性支气管炎、鼻咽炎、咽喉炎等症。

————————————————— 急性期的神效敲打或按摩方

颈百劳穴
Jingbailao

位于颈部中段两侧，由第七颈椎棘突下直上2针灸寸，再向左或向右1针灸寸处。

功效 / 清热、止咳。

主治 / 盗汗、自汗、颈部僵硬疼痛、淋巴结节。

方法 / 轻轻敲打3分钟或按摩5分钟以上。

针灸 / 直刺0.5～1寸。可灸。

》神准找穴Step by Step

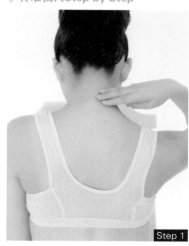

Step 1

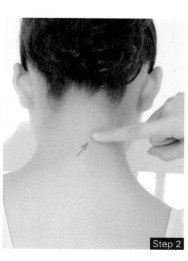

Step 2

1. 先找到后颈根，往上量3指宽处。
2. 再从后中央线（脊椎）往左或往右，约一大拇指宽之处，即是颈百劳穴。

曲池穴
Quchi

位于手肘外侧，屈肘，当肘横纹外端凹陷处，为尺泽穴与肱骨外上髁连线之中点，即手肘外侧凹处。

功效 / 清热、消炎。

主治 / 发热、咽痛、肩痛、头痛、目痛、牙痛、皮肤病、癫狂、中风等。

方法 / 轻轻敲打3分钟或按摩5分钟以上。

针灸 / 斜刺0.8～1.2寸。可灸。

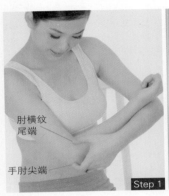

肘横纹尾端

手肘尖端

Step 1

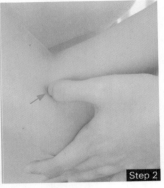

Step 2

》神准找穴Step by Step

1. 先找出肘横纹尾端和手肘尖端。
2. 肘横纹尾端与肘尖之间的凹陷处，即是曲池穴。

—— 急性、慢性兼治的调养食疗方

川贝梨

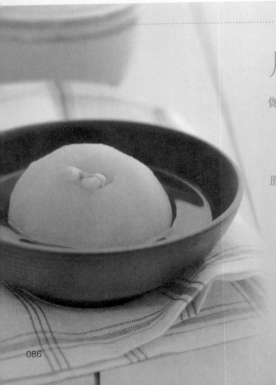

做法 | 川贝母粉末3g，与冰糖一大匙，放进已削皮去核的水梨中央，再放到电饭锅中蒸10分钟即可，每天早晚各吃一次，连续喝几天，喝到不咳为止。

原理 | 1. 川贝母，性凉，味甘苦，能润肺止咳、散结化痰。
2. 水梨则性凉，味甘微酸，能清热生津、化痰止咳。

适合阴虚燥咳、肺虚久咳或咯痰带血的人。本方不适合脾胃虚寒易泻或湿痰咳嗽者。

适合咳嗽且有虚热者。

鸭肉汤

做法｜至市场或大超市购买摊贩已处理好的鸭肉块，煮汤。煮熟后加些盐，晚餐前吃一大碗，连续喝几天，喝到不咳为止。

原理｜《本草备要》曰："鸭，甘冷入肺肾血分，滋阴补虚，除蒸止嗽，利水道，治热痢。如能取到白毛乌骨者，为虚劳圣药，因取其金肃水寒之象也。"

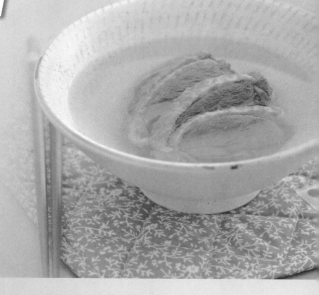

龟苓膏

做法｜购买现成的龟苓膏，每天一碗，连续喝几天，喝到不咳为止。

原理｜龟苓膏有滋阴、润肺与通肠的作用。

*注意事项：以前的龟苓膏是用真正的龟板、茯苓等中药熬制，尝起来会带点苦涩味。如今的材料均是用洋菜（又名石花菜）、蒟蒻（又名魔芋）为主，再加一点茯苓等中药，已经没有使用龟壳了。

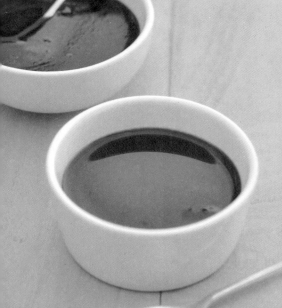

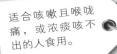

适合咳嗽且喉咙痛，或浓痰咳不出的人食用。

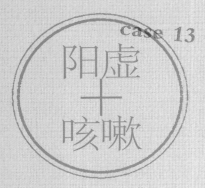

case 13

阳虚＋咳嗽

咳嗽，痰多而稀，且伴有呕吐寒沫，常气短、呼吸急促、面色萎黄、恶寒、脉沉弱，兼有大便溏泄，并且一直想躺下来休息，此乃阳虚咳嗽。现代医学病名可能是久咳、慢性支气管炎、肺气肿、气喘等症。

.... 急性期的神效敲打或按摩方

定喘穴 Dingchuan

位于后颈根两侧，由第七颈椎棘突下旁开0.5寸。

功效／调肺、止咳。

主治／咳嗽、哮喘、咽喉痛、肩背痛。

方法／轻轻敲打3分钟或按摩5分钟以上。

针灸／直刺或偏向内侧0.5～1寸。可灸。

》神准找穴Step by Step

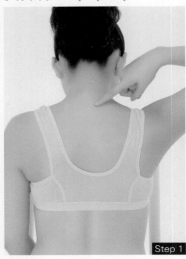

Step 1

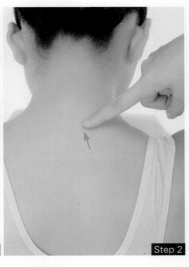

Step 2

1. 先找到后颈根两大凸出的骨头。
2. 由两大凸出的骨头之间的凹陷处再往左或往右一小指宽之处，即是定喘穴。

关元穴 Guanyuan

位于下腹部，前正中线上，由肚脐至耻骨联合中点的3/5处。

功效 / 温暖及强壮全身。

主治 / 虚弱、生殖泌尿疾病、中风虚脱、脱肛、腹泻等。

方法 / 轻轻敲打3分钟或按摩5分钟以上。

针灸 / 直刺0.5～1寸。可灸。

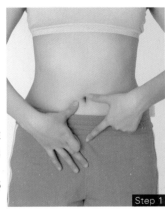
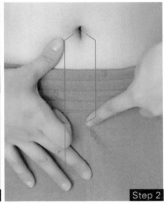
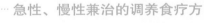

Step 1

Step 2

》神准找穴Step by Step

1. 先找到肚脐眼，再垂直往下摸到耻骨（在生殖器上缘）。
2. 肚脐眼与耻骨之间的3/5处，即是关元穴。

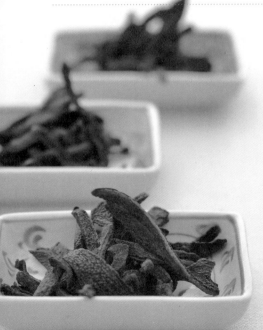

急性、慢性兼治的调养食疗方

陈皮干

做法 / 每餐饭后吃两小片陈皮干，连续吃几天，吃到不咳为止。记得一次不要吃太多，否则会造成胃部不适。

原理 / 梅陈皮，乃橘子的皮炼制而成，性温，味苦辛，能理气调中、燥湿化痰，乃脾肺气分之药，能调中快膈，导滞消痰，利水破症。

＊注意事项：橘子果肉是寒性的，感冒咳嗽的人千万不要吃果肉，会咳得更厉害咳得更久。

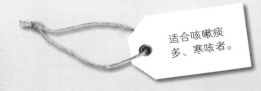

适合咳嗽痰多、寒咳者。

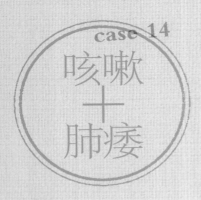

case 14 咳嗽+肺痿

肺痿，乃阴虚肺伤的慢性衰弱疾患，可见咳嗽频繁，痰稠带白沫，其脉象虚数，或伴有寒热，口唇干燥，心悸气喘，精神萎靡，形体消瘦等症。此病多续发于其他疾病或经误治之后，津液一再耗损，阴虚内热，肺受熏灼而致。若病久伤气或肺中虚寒而致者，则表现为阳虚，患者多涎唾，常吐出涎沫而无咳嗽。可伴有眩晕、遗尿等症状。

·············· 急性期的神效敲打或按摩方

商丘穴 Shangqiu

位于足内踝前下方凹陷中，当舟骨结节与内踝尖连线的中点。

功效 / 清肺、止咳。

主治 / 咳嗽、嗜睡、黄疸、癫狂、善笑、痔疮、小儿痫症。

方法 / 轻轻敲打3分钟或按摩5分钟以上。

针灸 / 直刺0.3～0.5寸。可灸。

》神准找穴Step by Step

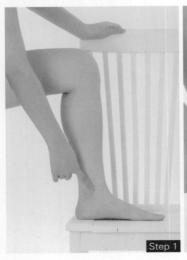

Step 1

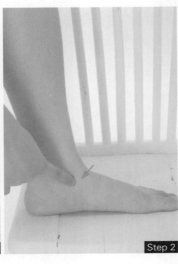

Step 2

1. 先找到内踝骨的最高点。
2. 由内踝骨高点斜下方找到凹陷处，即是商丘穴。

膻中穴 Tanzhong

在前正中线上，两乳头连线之中点，相当平第五肋间隙处。

功效／顺气、理肺。

主治／咳嗽、打呃不止、气喘、胸闷、气虚、心肺疾病等。

方法／轻轻敲打3分钟或按摩5分钟以上。

针灸／沿皮刺0.3～0.5寸。可灸。

》神准找穴Step by Step

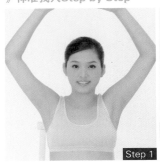

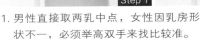

1. 男性直接取两乳中点，女性因乳房形状不一，必须举高双手来找比较准。

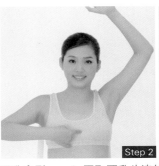

2. 再取两乳头连线的中点处，即是膻中穴。

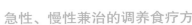 急性、慢性兼治的调养食疗方

猪肺薏仁汤

做法｜薏仁一碗，加上一个猪肺，以及水7～8碗，煮熟，一天之中分3次吃，每隔一天吃一次，连续吃几天，吃到不咳为止。

原理｜1.《本草备要》曰："猪肺，补肺，能治肺虚咳嗽，咳血者醮薏仁末食之。"

2. 薏仁味甘淡，性微寒，能益土生金而补肺清热，治肺痿肺痈、咳吐脓血。

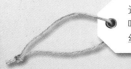

适合肺痿或咳痰中有血丝者。

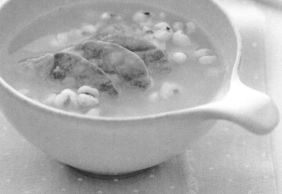

天萝水

做法｜1. 丝瓜络切断，取汁，以宝特瓶装满一大瓶，早晚饭后喝
　　　　 50ml，连续喝几天，喝到不咳为止。若自己无法取得，
　　　　 许多传统市场有贩卖。

　　　 2. 身热哮喘咳嗽者，可以取带蒂的小丝瓜数条，切成块
　　　　 状，放进砂锅中，加水盖过丝瓜，以小火煮烂，取浓汁
　　　　 缓缓温服，每次喝30ml，每日喝2～3次，连续喝几天，
　　　　 喝到不咳为止。

原理｜丝瓜络，性微寒，味苦，微甘，能清热化痰、通经活络、
　　　 解毒、凉血、祛风湿，横切后取汁乃为丝瓜络汁。《本草
　　　 备要》曰：“丝瓜根中白汁，名为天萝水，能消痰火、清
　　　 内热，治肺痈、肺痿神效。”

适合干咳且喉痛
声哑者，及肺痈、
肺痿者。

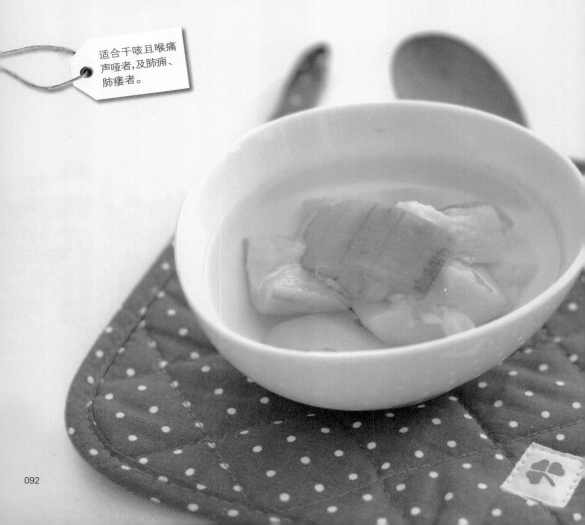

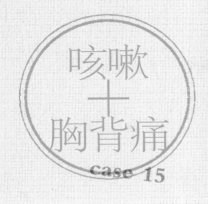

咳嗽
十
胸背痛
case 15

　　咳嗽伴随胸痛，可见于肺炎、胸膜炎、自发性气胸等疾病。有一次，朋友的父亲感冒引发肺炎，急忙送到大医院急诊室处理，可是经过两天，情况始终没有好转，病人却喊胸背越来越痛。朋友心里非常着急，请我过去帮忙。我到了急诊室仔细观察其身体，就把右掌贴在其胸口，再以导引功法帮他推动气血，大概进行了30分钟，他的呼吸渐匀，可以入睡了。每天一次，连续治疗了几天后，终于转到一般病房。

————————————————————————— 急性期的神效敲打或按摩方

胸乡穴
Xiongxiang

位于胸外侧部，当第三肋间隙，距前正中线6寸，即胸部左右上角第三、四肋间。

功效／止痛、止咳。

主治／咳嗽、胸胁胀满、胸痛引背不得卧，转侧更难。

方法／轻轻敲打3分钟或按摩5分钟以上。

针灸／斜刺0.5～0.8寸。可灸。

》神准找穴Step by Step

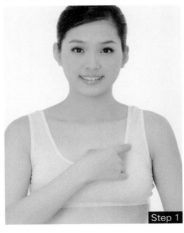

Step 1

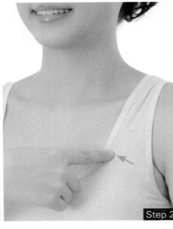

Step 2

1. 由锁骨往下找到第三肋，而由前正中线至肩前腋直纹约为8寸。

2. 由前正中线至肩前腋直纹6／8的距离，即是胸乡穴。

＊前正中线：由头顶心往前经过眉心、鼻尖、肚脐、生殖器等，到达会阴的中央线。

经渠穴 Jingqu

位于手腕掌侧横纹桡侧，桡动脉搏动处。

功效／温暖及强壮全身。

主治／虚弱、生殖泌尿疾病、中风虚脱、脱肛、腹泻等。

方法／轻轻敲打3分钟或按摩5分钟以上。

针灸／直刺0.5～1寸。可灸。

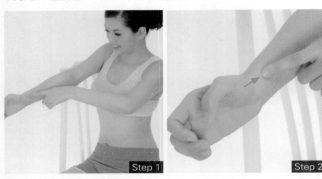

Step 1　　　　Step 2

》神准找穴Step by Step

1. 先找到脉搏跳动处。
2. 再量由手腕内侧横纹往上约一指宽的距离，即是经渠穴。

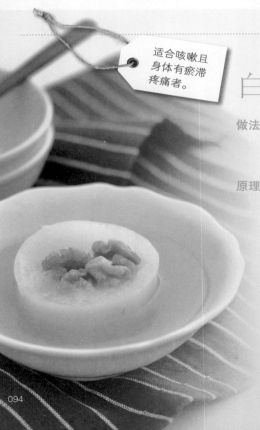

适合咳嗽且身体有瘀滞疼痛者。

急性、慢性兼治的调养食疗方

白萝卜核桃盅

做法│白萝卜半个洗净，削皮，搓成泥状，加5颗生核桃，以及一匙冰糖，炖熟，每天早餐时吃，连续吃几天，吃到不咳为止。

原理│1. 白萝卜，性平，味辛甘，能祛痰止咳、润喉理气、消食行滞、止血散瘀、利尿解毒、醒酒止渴。《本草备要》曰："莱菔（注：俗称萝卜）花白者入药，辛甘属土，生食升气，熟食降气，宽中化痰，散瘀消食。治吐血、鼻血、咳嗽吞酸，利二便，解酒毒，治面毒、豆腐积。"

2. 核桃，性温，味甘，能温补肺肾、润肠通便。本草纲目谓能令人肥健，润肌，黑须发，利小便，去五痔，故能润燥化痰、补气养血、有益命门、通利三焦，常用于咳喘、腰腿疼痛、虚寒。

薏仁百合粥

做法 | 薏仁200g、百合50g、米半杯，洗净，用一小锅加水七分满，再放进电饭锅中蒸熟后，再加适量的冰糖，早晚各吃一碗，连续吃几天。

原理 | 1. 薏仁，性凉，味甘淡，生薏仁能健脾补肺、渗湿排脓。炒薏仁功专健脾和中。《本草备要》曰："可治肺痿、肺痈、咳吐脓血、风热、筋急痉挛等病，但其力和缓，用之须倍于他药。"
2. 百合，性平，味甘、微苦，能润肺止咳、清心安神、补中益气及补脑抗老。常用于肺热咳嗽、肺痨吐血、肺痈、百合病、虚烦惊悸、神经衰弱、脚气浮肿、痈肿发背和疮肿。

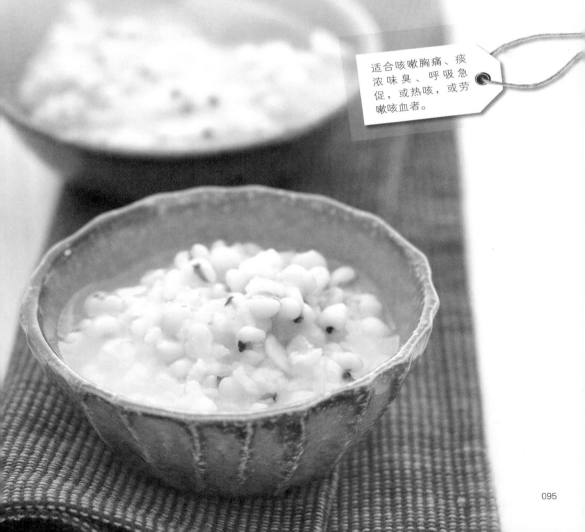

适合咳嗽胸痛、痰浓味臭、呼吸急促，或热咳，或劳嗽咳血者。

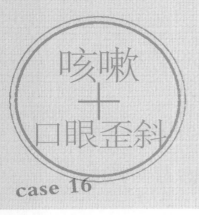

咳嗽
＋
口眼歪斜

case 16

有一位朋友感冒后，仍忙于工作，频频出差开会，结果演变成慢性咳嗽。有天早晨醒过来时，突然感觉脸部怪怪的，眼睛闭合不太自然，一照镜子，马上大惊失色，怎么自己的脸变成了口眼歪斜，赶紧前往医院检查，原来是感冒使得颜面神经麻痹。医院只简单开了一些维生素B族，表示这个毛病会自然好转。结果3个月过去了，嘴角还是有点歪歪的，很不自然。其实，这样的情况采用按摩或针灸就能获得改善。

急性期的神效敲打或按摩方

地仓穴 Dicang

位于脸部，口角外侧，直上对着瞳孔，即嘴角附近。

功效／通络、止唾。

主治／口角歪斜、流涎过多。

方法／轻轻敲打3分钟或按摩5分钟以上。

针灸／直刺0.2寸，或斜向颊车穴方向沿皮刺0.5～1寸。可灸。

》神准找穴Step by Step

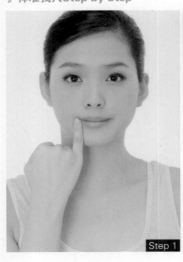

Step 1

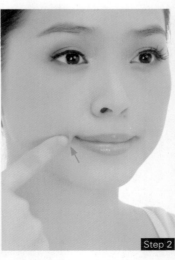

Step 2

1. 先找到左边或右边的嘴角。
2. 由嘴角往外约一小指宽之处，即是地仓穴。

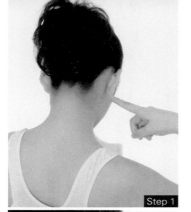

Step 1

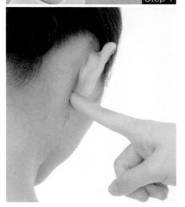

翳风穴 Yifeng

位于耳垂后方，乳突耳垂后方，乳突与下颌角之间的凹陷处。

功效 / 通经、活络。

主治 / 耳疾、口眼歪斜、齿痛、颊肿、疟腮等。

方法 / 轻轻敲打3分钟或按摩5分钟以上。

针灸 / 直刺0.8～1寸。可灸。

》神准找穴Step by Step

1. 先找到耳垂。
2. 耳垂正后方的凹陷处，即是翳风穴。

急性、慢性兼治的调养食疗方

莲藕茶

做法 | 1. 莲藕两节，洗净切薄片，加水7分满，放入电饭锅中，炖1.5小时左右，每次喝一碗，一日2～3次，连续喝几天，喝到不咳为止。
2. 亦可用莲藕粉，每次两大汤匙，先用一点点冷水调匀，再用热开水冲泡。

原理 | 熟莲藕，性甘温，益胃补心，能止泻、止怒、止咳，令人欢喜。因其组织特别能够修补细微部分，如微血管出血区域。

适合久咳、心烦郁闷、血瘀（循环不良）者。

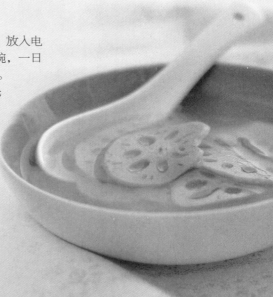

case 17

咳嗽 ＋ 头痛眩晕

住桃园的胡太太，有次感冒后，老咳个不停，自行吃了很多成药，结果不但咳嗽没有好，反而出现头痛、耳鸣、晕眩，尤其刚起床时特别晕，倘若做家事比较累时，连翻身都会发昏，对生活造成严重影响。后来，我劝她感冒时可先用食疗、按摩或养生气功等非侵入性的自然疗法，较不会有太大的副作用，毕竟药物都是毒，并且最好请教医师再服用。

PART **03**

自然止咳法，对症处理没烦恼！

·· 急性期的神效敲打或按摩方

太冲穴 Taichong

| 位于足背，当第一跖骨间隙的后方凹陷处，即脚背大趾与第二趾缝往上大凹处。

功效／疏肝、止晕。

主治／咽喉干痛、头痛、眩晕、目痛、胃肠疾病、疝气、胁痛、癫痫、下肢痛痹、遗尿、小便不利、水肿、月经过多、下肢痿痹。

方法／轻轻敲打3分钟或按摩5分钟以上。

针灸／直刺0.5～0.8寸。可灸。

》**神准找穴Step by Step**

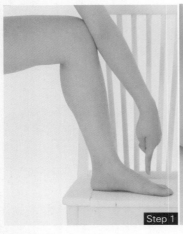

Step 1

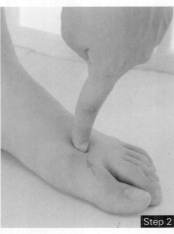

Step 2

1. 先找到脚背。
2. 由第一、二脚趾缝往上摸，碰到骨头前的大凹陷处，即是太冲穴。

膈俞穴
Geshu

位于背部，由第七胸椎棘突下向左或向右1.5寸处（约2指宽），即背部第七胸椎旁。

功效 / 止咳、活血。

主治 / 呃逆、吐血、呕血、便血、鼻血、急性胃痛。

方法 / 轻轻敲打3分钟或按摩5分钟以上。

针灸 / 斜刺0.5～0.8寸。可灸。

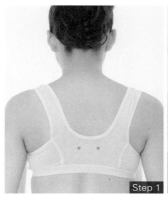

Step 1

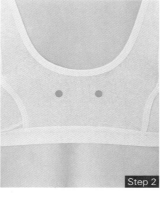

Step 2

》精准找穴Step by Step

1. 先找到上背心的肩胛骨，左右肩胛骨下缘连线中点，即是第七胸椎。

2. 由第七胸椎往左或往右约2指宽处，即是膈俞穴。

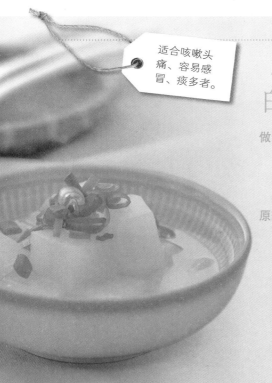

适合咳嗽头痛、容易感冒、痰多者。

······ 急性、慢性兼治的调养食疗方

白萝卜葱花汤

做法 | 白萝卜一个洗净，削皮切块，加水煮汤，煮好后，加适量的盐巴，喝时加一撮葱花，每天早晚喝一碗，连续喝几天，喝到不咳为止。

原理 | 白萝卜，性平，味辛甘，能祛痰止咳、润喉理气、消食行滞、止血散瘀、利尿解毒、醒酒止渴。《本草备要》曰："莱菔（俗称萝卜）花白者入药，辛甘属土，生食升气，熟食降气，宽中化痰，散瘀消食。治吐血、鼻血、咳嗽吞酸，利二便，解酒毒，治面毒、豆腐积。生捣治噤口痢、止消渴、涂跌打汤火伤。多食渗血，故白人髭发。"

PART 04

平日常见的咳嗽，
找出原因好解决！

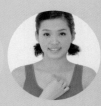

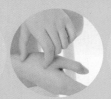

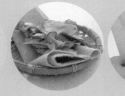

咳嗽似乎是现代社会越来越常见的疾病，但目前的西医疗法却未能有效治愈，这也是为什么许多人深受咳嗽所苦。若想要寻求更有效，且能避免药物副作用的方法，不妨试试中医的自然疗法，就能有效改善久咳不愈、喉干鼻痒、气管敏感等不适。

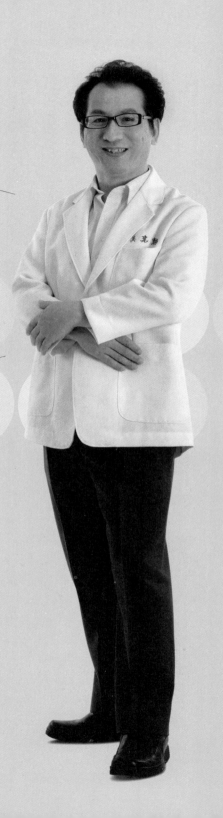

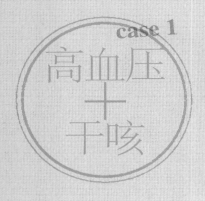

case 1

高血压＋干咳

长期服用高血压药的人，常会喉咙不清爽，老是干咳几声，着实令人困扰。大部分的高血压患者，都深恐血压太高会导致中风，每天无不按时服药，但一味地用药控制及压制，会使得体内所有的内脏变得越来越虚弱，反生出其他的问题。

建议在每天下午约5~7点肾经循行的时段，蹲马步数分钟。年龄大的朋友，从2分钟开始，再逐渐增加。

.... 急性期的神效敲打或按摩方

肾俞穴
Shenshu

位于腰部，当第二腰椎棘突下向左或向右1.5针灸寸，即后腰第二腰椎旁开2指处。

功效／补肾、止咳。

主治／咳喘、水肿、腰膝酸痛、小便不利、遗尿、遗精、早泄、阳痿、月经不调、下肢无力、半身不遂、耳鸣、耳聋、视物不清、贫血、脱发等。

方法／轻轻敲打3分钟或按摩5分钟以上。

针灸／直刺0.8~1寸。可灸。

》神准找穴Step by Step

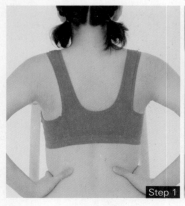

Step 1

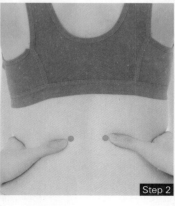

Step 2

1. 在位于肚脐向后面并行线的腰际处，双手叉腰。
2. 在肚脐的正后方就是第二腰椎棘突，再往左或往右2指宽的地方，即是肾俞穴。

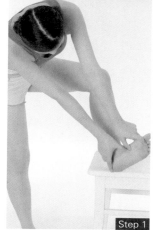

Step 1

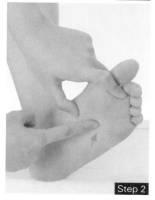

Step 2

涌泉穴 Yongquan

位于足底，卷足时足前部凹陷处。约当足底
第2、3趾缝纹头端与足跟连线的前1/3与后
2/3的交点上。

功效／降压。

主治／咳嗽、少氧、咯血、咽肿、失音、肺
痨、昏迷、嗜睡、癫狂、痫症、易惊、
癔病、鼻血、头顶痛、呕吐、黄疸、疝
气、小便不利、血压不正常、腰痛。

方法／轻轻敲打3分钟或按摩5分钟以上。

针灸／直刺0.5～0.8寸。可灸。

》神准找穴Step by Step

1. 脚趾头不算在内，将脚底用手量出1/3与2/3
2. 在上1/3与下2/3交叉的大凹陷处，即是涌泉穴。

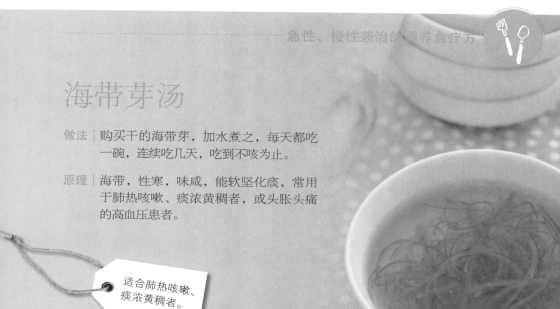

急性、慢性兼治的调养食疗方

海带芽汤

做法｜购买干的海带芽，加水煮之，每天都吃
一碗，连续吃几天，吃到不咳为止。

原理｜海带，性寒，味咸，能软坚化痰，常用
于肺热咳嗽、痰浓黄稠者，或头胀头痛
的高血压患者。

适合肺热咳嗽、
痰浓黄稠者。

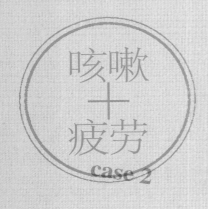

咳嗽
十
疲劳
case 2

我常应邀到各个广播电台的健康栏目，主讲各式各样的养生问题。进行节目访谈时，常常需要录2～3小时以上，有时录到一半时，会突然觉得一口痰卡在喉间，必须立刻停录，等我咳嗽几次后，才能继续录下去，否则那咳嗽嘶哑声一录在节目中，听众朋友们可是会受不了的。

这种情形，几乎每位主持人或主讲来宾都会犯上几次，因为话讲多了讲久了，气管、声带和喉咙就疲惫了，像营业员、推销员、老师等也是如此，因此我称之为"疲劳的咳嗽"。

·····················急性期的神效敲打或按摩方

大包穴 Dabao

本穴位于腋下侧胸部，腋中线上，当第六肋间隙处。

功效／改善全身无力、祛痰。

主治／气喘、四肢无力、全身痛、胸胁痛。

方法／轻轻敲打3分钟或按摩5分钟以上。

针灸／斜刺0.5～0.8寸。可灸。

》神准找穴Step by Step

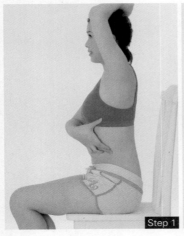

Step 1

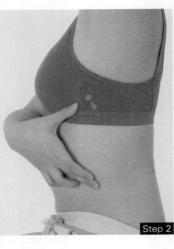

Step 2

1. 先找腋窝，与腹部前排最下面那根肋骨（第十一肋）。
2. 腋窝中心点与第十一肋尾端的一半，即是大包穴。

颈百劳穴
Jingbailao

位于颈部中段两侧，由第七颈椎棘突下直上2针灸寸，再向左或向右1针灸寸处。

功效／清热、过劳、止咳。

主治／盗汗、自汗、颈部僵硬疼痛、淋巴结节。

方法／轻轻敲打3分钟或按摩5分钟以上。

针灸／直刺0.5～1寸。可灸。

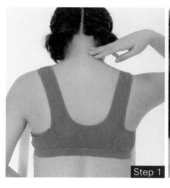

Step 1

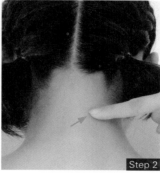

Step 2

》 神准找穴Step by Step

1. 由肩膀上缘的并行线与后正中线的交叉处，往上量三指宽。
2. 再往左或往右一拇指宽处，即是颈百劳穴。

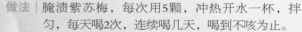

急性、慢性兼治的调养食疗方

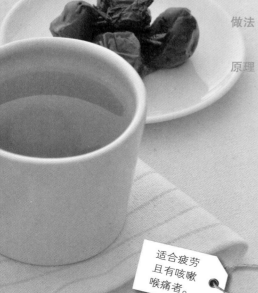

紫苏梅茶

做法｜腌渍紫苏梅，每次用5颗，冲热开水一杯，拌匀，每天喝2次，连续喝几天，喝到不咳为止。

原理｜
1. 紫苏叶，性温，味辛，能发表散寒、理气和营。紫苏是蔬菜，也是中药，因此可治感冒、咳嗽、鼻塞、头痛、腹胀、呕吐、食鱼蟹引起的腹痛吐泻等病症。现代药理研究亦证明此药具有发汗、解热、抑菌及促进消化液分泌、增强胃肠蠕动等作用。
2. 酸梅则能生津止渴，抑制细菌病毒。《本草备要》曰："乌梅性味酸涩而温，脾肺血分之果，功能敛肺、涩肠、涌痰消肿、清热解毒、生津止渴及醒酒杀虫。主治久咳、泻痢、瘴疟、霍乱、吐逆反胃、劳热骨蒸、安蛔厥、去黑痣、蚀恶肉。惟多食损齿伤筋。"

适合疲劳且有咳嗽喉痛者。

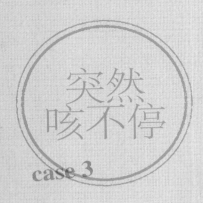

突然
咳不停
case 3

当我们在进食当中，若吃太快，或一边讲话一边吃东西时，偶尔会呛到而突然咳个不停，此时多会捶胸顿足，赶紧找水或汤来喝，之后才慢慢缓和下来，但多半已脸红脖子粗了。

另一种情形，是原本已有伤风咳嗽，一下子吃到炸的、辣的或太冰的食物时，也会突然咳起来，这是因为原本呼吸道已经很敏感，再加上新的刺激，当然就会产生猛烈的反应了。

· 急性期的神效敲打或按摩方

腹结穴
Fujie

位于下腹部，大横穴直下1.3针灸寸，距前正中线4针灸寸，即肚脐并行线与乳头垂直线再往下2小指宽。

功效 / 止逆、定咳。

主治 / 咳逆、上冲抢心、胁肋痛、绕脐痛、腹寒泄泻等。

方法 / 轻轻敲打3分钟或按摩5分钟以上。

针灸 / 直刺0.8~1.2寸。可灸。

》神准找穴Step by Step

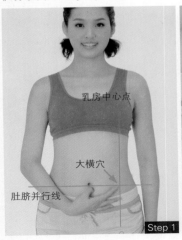

乳房中心点

大横穴

肚脐并行线

Step 1

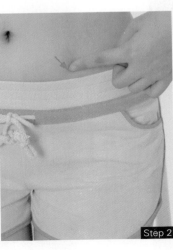

Step 2

1. 先找肚脐并行线，与乳房中心点垂直线的交叉处，即是大横穴。
2. 由大横穴往下2指宽处，即是腹结穴。

丰隆穴 Fenglong

位于小腿外侧，膝盖外凹与外踝尖连线的1/2处，距胫骨前缘2横指（中指）。

功效／化痰、止咳。

主治／咳嗽、痰多、头痛、眩晕、善笑、癫痫、下肢痛痹、虚弱。

功效／轻轻敲打3分钟或按摩5分钟以上。

针灸／直刺0.5～1寸。可灸。

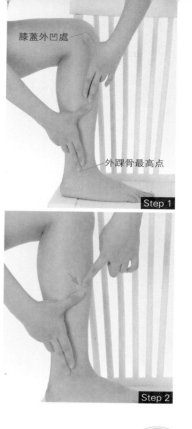

膝蓋外凹處

外踝骨最高点

Step 1

Step 2

》神准找穴Step by Step

1. 先找到膝盖外凹，与外踝骨最高点，两者的连线各量一半。
2. 再由胫骨往后量2指宽处，即是丰隆穴。

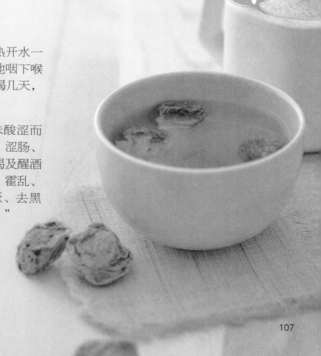

························· 急性、慢性兼治的调养食疗方

梅子茶

做法｜用5个梅子，加一点点盐，冲热开水一杯（约200ml），再趁温徐徐地咽下喉中，每天早晚各喝一次，连续喝几天，喝到不咳为止。

原理｜《本草备要》曰："乌梅性味酸涩而温，脾肺血分之果，功能敛肺、涩肠、涌痰消肿、清热解毒、生津止渴及醒酒杀虫。主治久咳、泻痢、瘴疟、霍乱、吐逆反胃、劳热骨蒸、安蛔厥、去黑痣、蚀恶肉。惟多食损齿伤筋。"

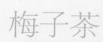

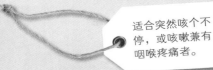

适合突然咳个不停，或咳嗽兼有咽喉疼痛者。

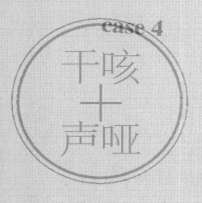

干咳十声哑

几年前，我曾在元培大学护理系担任中医课程的讲师，当时为了配合在职学生们的有限时间，我的课被安排成每周上课两天，但得连续上八堂课，教课内容难不倒我，可是对于体力而言，可真是大挑战。虽然我已经准备了人参茶、生脉饮，但一堂接着一堂上下来，还是颇耗神伤气，最后不免口干舌燥，忍不住干咳起来，到了第二天声音也变得有点哑哑的。于是，我在每堂下课休息10分钟时，就赶紧按压穴道、敲打肺经与胸口，几周下来总算圆满完成任务。

平日常见的咳嗽，找出原因好解决！

急性期的神效敲打或按摩方

少商穴
Shaoshang

位于手大拇指末节桡侧，距指甲角0.1指寸，即大拇指甲内侧。

功效／止咳、消炎。

主治／咽喉肿痛、癫狂、瘛病、急惊风、昏倒。

方法／轻轻敲打3分钟或按摩5分钟以上。

针灸／向腕平刺0.2～0.3寸。或点刺出血。可灸。

》神准找穴Step by Step

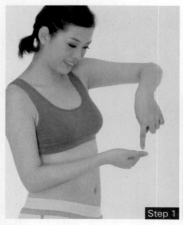

Step 1

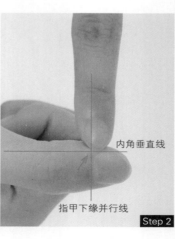

内角垂直线

指甲下缘并行线

Step 2

1. 先找到大拇指指甲。
2. 在指甲下缘并行线，与内角垂直线交叉处，即是少商穴。

紫宫穴 Zigong

位于胸部，前正中线上，平第二肋间，即胸口上方。

功效／补气、止咳。

主治／咳嗽、气喘、心烦、胸痛。

方法／轻轻敲打3分钟或按摩5分钟以上。

针灸／沿皮刺0.3～0.5寸。可灸。

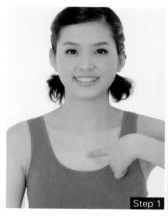

Step 1

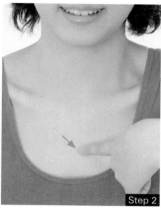

Step 2

》神准找穴Step by Step

1. 由锁骨往下数第二、三根骨头，即是第二、三肋。
2. 在第二、三肋之间，且在前正中线上的浅凹，即是紫宫穴。

····· 急性、慢性兼治的调养食疗方

麦芽糖梨汤

适合热咳、干咳者。

做法｜大水梨一个，不去皮，切成四半，加一小匙麦芽糖及半碗水，用小碗装，放进电饭锅炖，外锅水用半杯量杯即可。连续喝几天，喝到不咳为止。

原理｜1. 梨，性寒，味甘、微酸，能润肺、凉心、燥痰、降火止渴、解酒、通利大小肠，可治伤寒发热、热嗽痰喘、中风失音。切片可贴烫火伤。若多食生梨腹内会太冷而下利，因此脾虚泄泻、乳妇及血虚者忌之。
2. 麦芽糖，性味甘温，能健脾和胃、补中益气及润肺止咳，含麦芽糖、葡萄糖及糊精等营养。

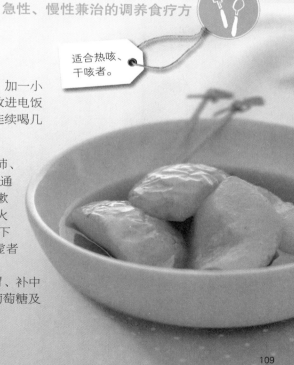

银耳羹

做法 | 1. 干的白木耳两碗量，撕成小碎片，温水浸泡约10分钟，待发透后，去掉杂质，捞起后放入大锅中，加水8分满。以大火烧滚后，再以小火炖，等泡沫浮在表面时，用勺子清掉，再熬到银耳熟烂汁稠为止。
2. 再将200g的冰糖，放入500ml的水中，再置于火上溶化成浓汁。之后将糖汁用纱布过滤后，加上一个鸡蛋清，倒进银耳锅中搅匀即成。早晚吃一碗，连续喝几天，喝到不咳为止。吃素者可不加鸡蛋清。

原理 | 1. 白木耳，性平，味甘，俗称银耳，能作用于肺、大肠、脾、胃及肾经。
2. 蛋白则能滋润喉咙、清热解毒和保护黏膜。此外本方对口渴咽干、便秘肠燥、血管硬化、高血压病及虚烦不眠等都有良好的作用。

适合燥咳、干咳、久咳、声哑、常需讲话的人。

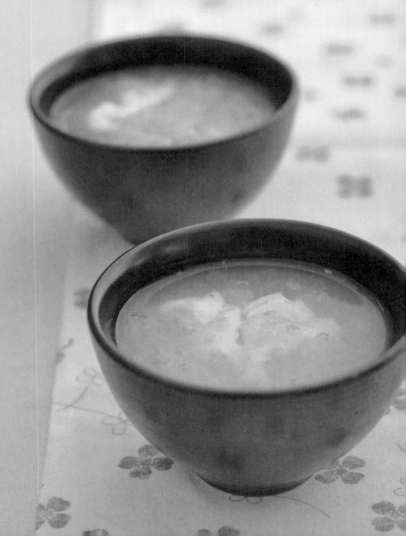

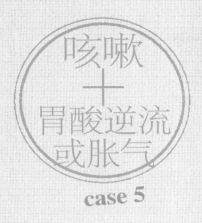

咳嗽
＋
胃酸逆流
或胀气

case 5

慢性咳嗽常伴随着胃酸逆流。有位朋友是个外商主管，平日的主食都以谷类、菜类、豆类等素食为主，他自认为常运动，也吃得很清淡，却常有胀气或胃酸逆流的情形，甚至疲倦没精神，只要一长时间开会，就会忍不住咳嗽。

我告诉他，动物性蛋白质是人精力的来源，只要多运动，少吃猪肉就能平衡，淀粉高的素食则会使人胀气或胃酸逆流。他在半信半疑之下改变饮食习惯，后来眉开眼笑地告诉我说，自从他吃了牛肉与鱼虾贝，不但体力变好，连老婆的幸福都照顾到了。

·············· 急性期的神效敲打或按摩方

天枢穴 Tianshu

位于下腹部，由肚脐向左或向右2寸处（约3指宽）。

功效／止逆、消胀。

主治／腹痛、腹胀、腹泻、肠鸣、肥胖、水肿、便秘、痢疾、绕脐痛、月经不调。

方法／轻轻敲打3分钟或按摩5分钟以上。

针灸／直刺0.8～1.2寸。可灸。

》神准找穴Step by Step

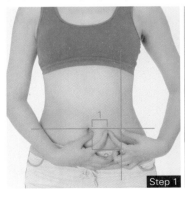

Step 1

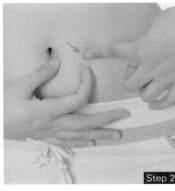

Step 2

1. 先找到肚脐并行线，与乳房中心点垂直线的交叉处。
2. 肚脐眼与此交叉处的一半，即是天枢穴。

章门穴 Zhangmen

位于侧腹部，当第十一肋尾端的下缘。

功效 / 调节内脏。

主治 / 腹痛、腹泻、腹胀、肠鸣、无食欲、痞块、小儿疳积、胸胁痛、黄疸。

方法 / 轻轻敲打3分钟或按摩5分钟以上。

针灸 / 斜刺0.5～0.8寸。可灸。

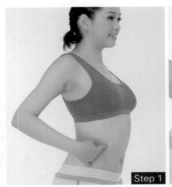
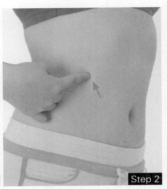

》神准找穴Step by Step

1. 先找到腹部前排的肋骨。
2. 在最下方那根肋骨的尾端下缘，即是章门穴。

Step 1

Step 2

········· 急性、慢性兼治的调养食疗方

佛手柑

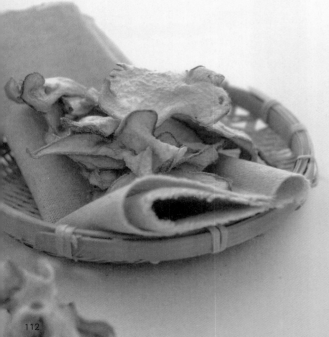

做法 | 随时随地口含佛手柑，或用佛手柑冲热开水，闷成茶来喝，常吃即可祛痰止咳。

原理 | 《本草备要》曰："佛手，入脾肺二经，兼入肝经，能理上焦之气而止呕，进中州之食而健脾，可除心头痰水，平肝胃气痛。"

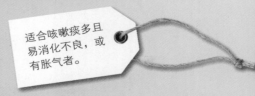

适合咳嗽痰多且易消化不良，或有胀气者。

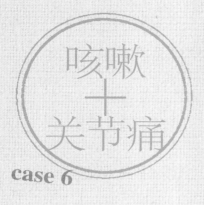

咳嗽
＋
关节痛

case 6

上了年纪之后，许多朋友只要天气一变，关节无不感到隐隐作痛，假使再患上咳嗽，身体的循环更差，关节自然不适，使得全身上下都不舒服。我有位朋友的妈妈，感冒咳嗽时，她两腿的膝盖就更紧，甚至连看了一个镜头的电视，想要起身时，都无法如愿，每次她都得用双手一直敲打膝盖与大腿周围，10分钟后才能慢慢起身，非常困扰。后来，我建议他帮妈妈敲对穴道及按摩上背心，常带些补肺的食品给她吃，肺有力，气才会足，循环就会改善。

急性期的神效敲打或按摩方

偏历穴 Pianli

位于腕横纹与肘横纹连线的1/4，即手腕与手肘之间距离的1/4处。

功效 / 通肺、止咳。

主治 / 水肿、口眼歪斜、小便不利、头痛、偏头痛、颈部僵硬、耳聋、蛀牙等。

方法 / 轻轻敲打3分钟或按摩5分钟以上。

针灸 / 斜刺0.3～0.5寸。可灸。

》神准找穴Step by Step

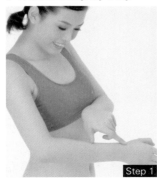

Step 1

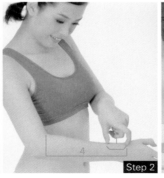

Step 2

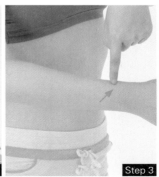

Step 3

1. 先将手臂内侧朝向自己。

2. 再将腕横纹与肘横纹之间的距离，分为4段。

3. 最前面的一段，距离腕横纹1/4处，即是偏历穴。

血海穴 Xuehai

位于大腿内侧端上2寸，当股四头肌内侧头的隆起处。

功效／活血、化瘀、止痛。

主治／气逆腹胀、妇科疾病、皮肤病、小便涩痛等。

方法／轻轻敲打3分钟，或按摩5分钟以上。

针灸／直刺0.8～1寸。可灸。

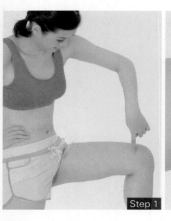

Step 1

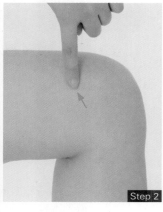

Step 2

》神准找穴Step by Step

1. 先找到大腿内侧，靠近膝盖，有一特别凸出的肌肉。
2. 在这凸起的肌肉（股四头肌）尖端，即是血海穴。

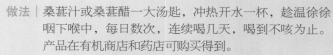

急性、慢性兼治的调养食疗方

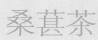

桑葚茶

适合肺虚咳嗽者。

做法｜桑葚汁或桑葚醋一大汤匙，冲热开水一杯，趁温徐徐咽下喉中，每日数次，连续喝几天，喝到不咳为止。产品在有机商店和药店可购买得到。

原理｜桑葚，性寒，味甘，能补肝益肾、养血生津，可作用于心、肝、肾3条经络。桑葚乃桑树所结出来的果实，由30～60个瘦果聚合而成，未成熟时青白皮，初熟浅红色，熟透则紫黑色，甜中带有酸味，颗粒大者肉较厚，紫红色糖分较高。

《本草纲要》认为桑葚有补肾、明目、滋阴、养血、祛风的功效。《本草经疏》载："桑葚者，桑之精华所结也，其味甘，其气寒，具色初丹后紫，味厚于气。"合而论之，甘寒益血而除热，其为凉血、补血益阴之药无疑矣。中医常用于贫血虚弱、肺虚咳嗽、心悸盗汗、风湿骨痛、浮肿、小便不利等症。

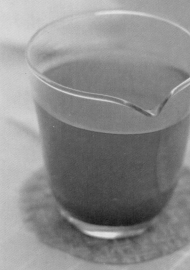

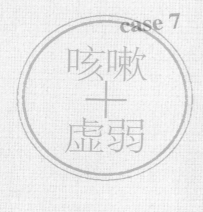

case 7

咳嗽
＋
虚弱

有一类朋友看起来白白胖胖的，可是却外强中干，双脚经常冰冰的，气又短，老觉得呼吸很浅，其肺肾多半较为虚弱，风一吹可能就要感冒了。他们不太爱喝水，喉中似有痰却不太能咳出来。所谓体内多余的水泛为痰，变成了经常性的咳嗽。

通常我会建议他们运动出汗，以排除内水，倘若没力气运动，则建议买个木制泡脚桶，加热水与干姜来泡脚15分钟，每天傍晚进行一次，一年四季都泡，不管天冷或天热，身体就会逐渐变好，因为脚底为全身系统的反射区，脚一暖和，百官旺盛。

·· 急性期的神效敲打或按摩方

华盖穴 Huagai

位于胸部，前正中线上，平第一肋间。

功效／补气、止咳。

主治／咳嗽、气喘、喉疾、胸胁满痛。

方法／轻轻敲打3分钟或按摩5分钟以上。

针灸／沿皮刺0.3～0.5寸。可灸。

》神准找穴Step by Step

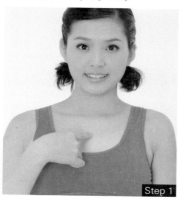

Step 1

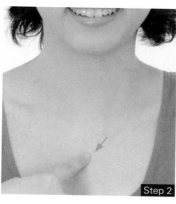

Step 2

1. 由锁骨往下数第一、二根骨头，即是第一、二肋。
2. 在第一、二肋之间且在前正中线上的浅凹，即是华盖穴。
* 前正中线：由头顶心往前经过眉心、鼻尖、肚脐、生殖器等，到达会阴的中央线。

气海穴 Qihai

位于下腹部，前正中线上，由肚脐至耻骨联合中点的1.5/5处。

功效／强壮、补气。

主治／虚弱、生殖泌尿疾病、中风虚脱、脱肛、腹泻等。

方法／轻轻敲打3分钟或按摩5分钟以上。

针灸／直刺0.5～1寸。可灸。

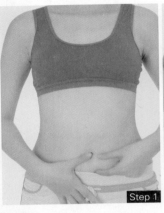

Step 1

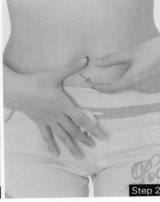

Step 2

》神准找穴Step by Step

1. 先找到肚脐，与下腹部最下方的耻骨头（生殖器上缘）。
2. 在肚脐眼与耻骨头联合中心点连线的1.5/5处，即是气海穴。

急性、慢性兼治的调养食疗方

适合体质虚弱常咳嗽者。

枇杷

做法｜常吃枇杷果干。或在枇杷盛产季节，每餐吃10颗以上的新鲜枇杷，连续吃几天，吃到不咳为止。

原理｜枇杷，性平、无毒，味甘酸，入胃、肺二经，能降火消痰，清肺和胃，可治咳嗽痰多、燥热烦渴、小儿急惊风等症。若用蜜炙法炮制的枇杷叶，有润肺止咳之功，止咳处方常用之。

＊注意事项：新鲜的枇杷大约每年2、3月出产，此时享用美味可口。许多朋友不管什么类型的咳嗽都买川贝枇杷膏来猛喝，结果咳嗽仍然好不了，甚至拖得更久，其实市售枇杷膏的性质多偏"凉"，较适合干咳或燥咳的朋友，若是咳嗽身冷、流清鼻水，或痰清多泡者，都应避免服用。

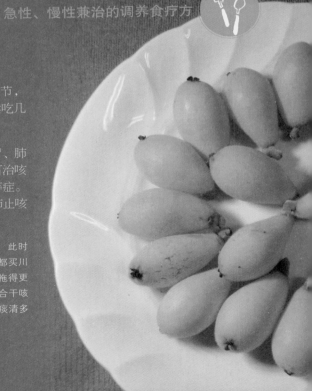

黑糯米粥

做法 | 黑糯米约150克，洗净后浸泡一小时，大火煮沸后，改小火熬成粥状，再加入适量冰糖搅拌均匀。每天早上一碗，连续喝几天，喝到不咳为止。

原理 | 黑米，性温，味甘，能健脾补中、补血益气、润肺滋阴，常用于咳喘、尿频、贫血、心悸、短气、脾虚、胃弱等症。

＊注意事项：泰式餐厅饭后常有黑糯米甜点，但多半是冰的，可要求做成热饮。若加有椰奶，则较不适合咳嗽者食用。

适合体虚乏力、咳嗽微喘者。

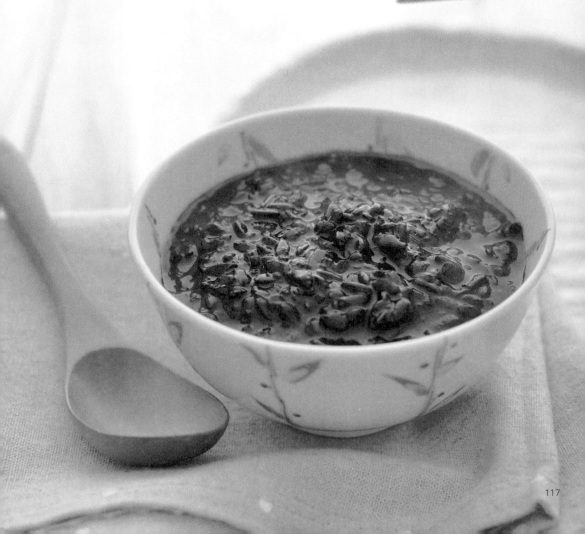

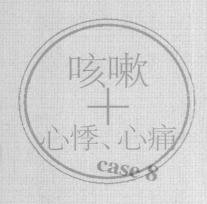

咳嗽
＋
心悸、心痛
case 8

有一位林太太，身材较圆润，一到更年期时，突然感觉体力大不如前，稍微做一下家事就气喘吁吁，加上最近一吃猪肉，尤其是炸猪排，就觉得胸口压力特别大，心脏好像要乱跳起来，并伴随几声咳嗽。我告诉他猪肉的脂肪比其他肉类高好几倍，本草纲目曾说猪肉助热生痰，会动风作湿，引发宿疾，还是少吃比较无负担。

急性期的神效敲打或按摩方

厥阴俞穴
Jueyinshu

位于背部，由第四胸椎棘突下向左或向右1.5寸处（约2指宽）。

功效／止咳、强心。

主治／咳嗽、吐血、心痛、胸闷、心悸。

方法／轻轻敲打3分钟或按摩5分钟以上。

针灸／斜刺0.5～0.8寸。可灸。

》**神准找穴Step by Step**

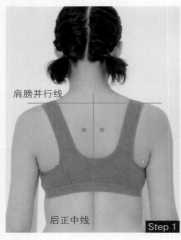

肩膀并行线

后正中线

Step 1

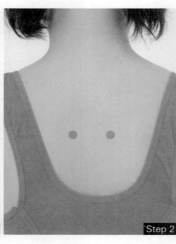

Step 2

1. 先找到左右肩膀并行线与后正中线交叉处的两个凸出大骨头。

2. 由这两个凸起骨头之间凹陷处，往下找到第4个凹陷处，再往左或往右2指宽处，即是厥阴俞穴

＊后正中线：由头顶心往后经过脊椎、肛门，到达会阴的中央线。

神门穴 Shenmen

位于腕部，腕掌侧横纹尺侧端，尺侧腕屈
肌腱桡侧凹陷处，即手腕内侧下缘间隙。

功效 / 强心、镇静。

主治 / 失眠、恍惚、心烦、健忘、痴呆悲
哭、癫痫、吐血、便血、呕血等。

方法 / 轻轻敲打3分钟或按摩5分钟以上。

针灸 / 直刺0.3～0.4寸。可灸。

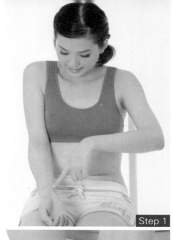
Step 1

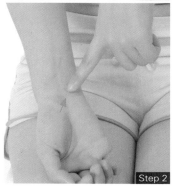
Step 2

》**神准找穴Step by Step**

1. 从第四、五指根的缝隙，往下延伸直到刚刚超过腕横纹
   的地方。
2. 微握拳就可以看到两筋之间出现凹陷处，即是神门穴。

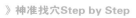

·· 急性、慢性兼治的调养食疗方

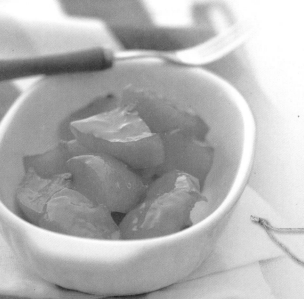

苹果膏

做法 | 5个苹果不削皮，洗净，切成小
块，加2碗水，蜂蜜2大匙，以小
火慢炖至软即可，或焖煮直到成
膏糊状，每次吃3大汤匙，一日
2～3次，连续喝几天，喝到不咳
为止。

原理 | 苹果，性凉，味甘，入心、肺、
胃经，能清热化痰、润肺悦心、
补中益气、开胃制酸。

适合久咳不
愈、干咳者。

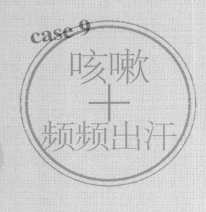

case 9

咳嗽 + 频频出汗

有位40多岁的谢太太，可能是接近更年期，只要天气一热，就会胸口发热，直冒汗，或鼻头猛出汗，可能是汗流多了，毛细孔大开，很容易着凉感冒。只要一着凉就会拉肚子，并感到气虚，且每隔一阵子就会咳嗽，这样情形老是重复出现。

中医认为，汗的不正常来自心与肺的系统不平衡，而皮肤是帮助肺部来呼吸、代谢体内脏东西，倘若这两者有问题，皮肤毛孔的开阖就会失常。后来，我建议她用以下的方法，没多久她就笑眯眯地告诉我："真的，汗不会乱冒了。"

·· 急性期的神效敲打或按摩方

大陵穴 Daling | 位于腕掌横纹的中点处。

功效／ 通络、止汗。

主治／ 心悸、心痛、胸痛、癫痫症、肘臂痉挛抽痛、疥癣、疮疡、口臭、足跟痛等。

方法／ 轻轻敲打3分钟或按摩5分钟以上。

针灸／ 直刺0.3～0.5寸。可灸。

》神准找穴Step by Step

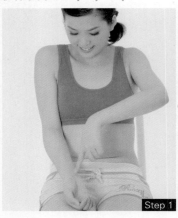

Step 1

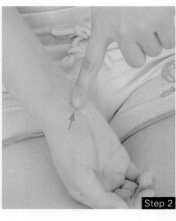

Step 2

1. 先找到手腕内侧横纹。
2. 在腕横纹的中点（第一、二条纹路之间），即是大陵穴。

天溪穴
Tianxi

位于胸外侧部，当第四肋间隙，距前正中线6寸，即胸部左右上角第四、五肋间。

功效 / 止咳、顺气。

主治 / 咳逆上气、胸中满痛、喉中作声、乳房肿瘤。

方法 / 轻轻敲打3分钟或按摩5分钟以上。

针灸 / 沿皮刺0.5～0.8寸。可灸。

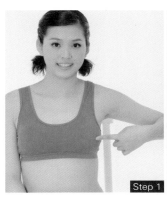

Step 1

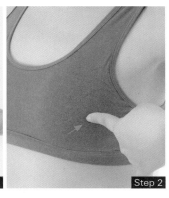

Step 2

》神准找穴Step by Step

1. 由锁骨往下找到第四、五根骨头之间的并行线。
2. 再由乳房中心点往外一拇指宽处，即是天溪穴。

··· 急性、慢性兼治的调养食疗方

大枣桑叶茶

做法 | 至中药房购买红枣与干桑叶，每次用红枣7个（划开皮），手抓一把桑叶，放入小锅中，加水8分满，煮到颜色变成褐色，每天当水喝，连续喝几天，喝到不咳为止。

原理 | 1.红枣，性温，味甘，入脾、胃经，有补中益气、养血安神、缓和药性的功能。
2.桑叶则性寒，味苦甘，入肺、肝经，有疏风散热、清肺润燥、清肝明目的功效。

适合热咳或干咳，且容易出汗者。

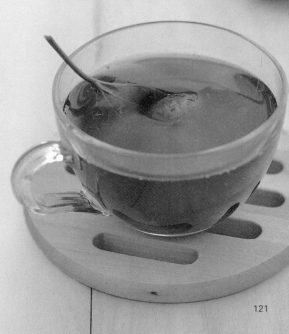

咳嗽
十
手臂抽痛

case 10

有一位高姓朋友在某县政府公务单位担任主管要职，平日事务繁忙，应酬又多，血压一直偏高，常常因为过度疲劳，半夜里手臂常会抽痛，加上自己又不自爱，老离不开香烟，总会不时咳嗽，令周围的人不胜其扰。我跟他说，肝主筋，疲劳晚睡对肝脏伤害很大；至于香烟伤肺，大家都晓得，但无法自拔。治根的方法在你自己，只有加强意志力，少抽烟及早点就寝，才有可能将身体的健康改观。

急性期的神效敲打或按摩方

阳陵泉穴 Yanglingquan | 位于小腿外侧，当腓骨头前下方凹陷处。

功效／通筋、活络。

主治／胸胁胀痛、呕吐、口苦、常叹息、黄疸、半身不遂、下肢痿痹、肩周炎、落枕、破伤风、月经过多。

方法／轻轻敲打3分钟或按摩5分钟以上。

针灸／直刺或斜向下刺1～1.5寸。可灸。

》神准找穴Step by Step

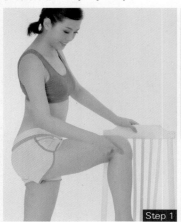

Step 1

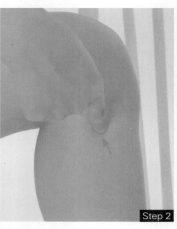

Step 2

1. 先找到膝盖右下方凸出的骨头（腓骨头）。
2. 由腓骨头最高点再往下斜45度的深凹处，即是阳陵泉穴。

风门穴 Fengmen

位于背部，由第二胸椎棘突下向左或向右1.5寸处（约2指宽）。

功效／止咳、祛风。

主治／咳嗽、伤风、胸背痛、鼻塞、多涕、发背痈疽。

方法／轻轻敲打3分钟或按摩5分钟以上。

针灸／斜刺0.5～0.8寸。可灸。

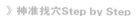

》精准找穴Step by Step

1. 先找到左右肩膀并行线与后正中线交叉处的两个凸出大骨头。

2. 由这两个骨头之间的凹处往下找到第二个凹陷处，再往左或往右2指宽处，即是风门穴。

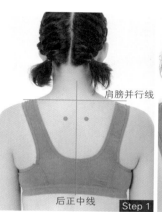

肩膀并行线

后正中线

Step 1

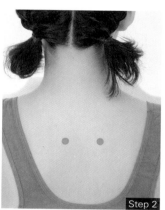

Step 2

急性、慢性兼治的调养食疗方

银耳百合莲子汤

做法｜白木耳、百合、莲子各100g，加冷水6碗，煮熟后，再加冰糖。每天早晚吃一碗，连续喝几天，喝到不咳为止。

原理｜
1. 白木耳，俗称银耳，性平，味甘，能作用于肺、大肠、脾、胃及肾经，应用非常普遍；百合，性平，味甘、微苦，能润肺止咳，清心安神，补中益气，补脑抗老。
2. 莲子，性平，味甘，能养心益肾，补脾涩肠，涩收精气，厚实肠胃，除去寒热，有益于十二经脉血气。

适合于久咳无明显症状者。

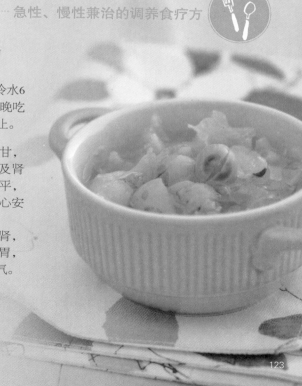

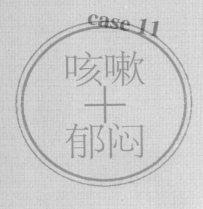

case 11
咳嗽
＋
郁闷

有位朋友的女儿，大学毕业后，只身飞到法国巴黎去攻读服装设计，刚到时必须先加强法语，再考设计学校。那儿物价非常高，必须自己下厨打理三餐，否则花费颇高。由于人生地不熟，法语又难，加上在家中时从没煮过东西、做过家事，此时样样都要自己来，真是苦不堪言，因此开始出现郁郁寡欢的现象，半夜拼命上网找朋友聊天，假如不跟她继续聊，就会很沮丧，最后连肺都郁闷，开始小咳起来，一连咳了两个星期都没好。

······················ 急性期的神效敲打或按摩方

内关穴
Neiguan

位于小手臂内侧1/6正中处（两大筋之间），即手腕内侧往上2指宽的中点。

功效／镇静、安神。

主治／胸闷缺氧、烦躁、失眠、癫狂痫症、心痛、心悸、肘臂痛、胃痛、呕吐、恶心、打呃不止等。

方法／轻轻敲打3分钟或按摩5分钟以上。

针灸／直刺0.5～1寸。可灸。

》神准找穴Step by Step

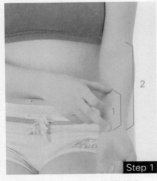

Step 1

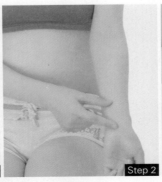

Step 2

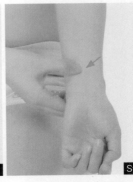

Step 3

1. 在手臂内侧，在腕横纹与肘横纹之间，先量一半。

2. 接着从前面的一半，再取一半。

3. 从这前面的一半再取1/3之处，在手臂正中的两筋之间，即是内关穴。

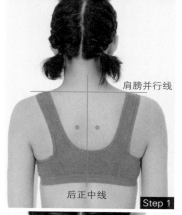

Step 1

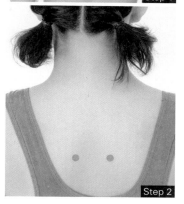

Step 2

厥阴俞穴 Jueyinshu

位于背部，由第四胸椎棘突下向左或向右1.5寸处（约2指宽）。

功效 / 止咳、开心、顺气
主治 / 咳嗽、吐血、心痛、胸闷、心悸。
方法 / 轻轻敲打3分钟或按摩5分钟以上。
针灸 / 斜刺0.5～0.8寸。可灸。

》神准找穴Step by Step
1. 先找到左右肩膀并行线与后正中线交叉处的两个凸出大骨头。
2. 由这两个骨头之间凹处往下找到第四个凹陷处，再往左或往右2指宽处，即是厥阴俞穴。

急性、慢性兼治的调养食疗方

莲藕茶

做法 1. 莲藕两节，洗净切薄片，加水7分满，放入电饭锅中，炖1.5小时左右，每次喝一碗，一日2～3次，连续喝几天，喝到不咳为止。
2. 亦可用莲藕粉，每次2大汤匙，先用一点点冷水调匀，再用热开水来冲泡。

原理 熟莲藕，性味甘温，益胃补心，能止泻、止怒、止咳、令人欢喜。

适合久咳、心烦郁闷、血瘀（循环不良）者

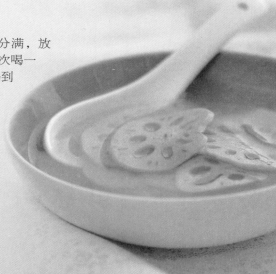

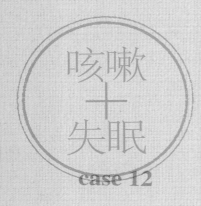

咳嗽
＋
失眠

case 12

有位大公司的邵姓总裁，年轻时仗着精力旺盛，事业版图一再扩大，一行跨过一行，从生技、健检医院到房地产，无所不攻。然而时光飞逝，现已50岁，身体却大不如前，不仅过胖，还有糖尿病、心血管疾病，晚上也无法好好睡觉，感冒后的咳嗽也一直没有根除。

他的太太非常忧心，问我该怎么办？我说，必须先调整饮食习惯，不能再肆无忌惮地吃肉喝酒，同时让脑袋放松休养，并请专业中医师帮他调养身体，否则再持续失眠，所有器官都会毁损。

急性期的神效敲打或按摩方

三阴交穴 Sanyinjiao

位于小腿内侧3/13正中处，胫骨内侧缘后方。

功效／通经、安神。

主治／妇科疾病、遗精、阳痿、阴茎痛、遗尿、小便不利、腹泻、腹胀、肠鸣、足痿、皮肤病、失眠、高血压等。

方法／轻轻敲打3分钟，或按摩5分钟以上。

针灸／直刺0.5～1寸。可灸。

》神准找穴Step by Step

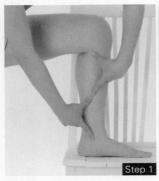

Step 1

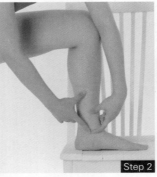

Step 2

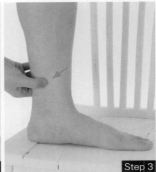

Step 3

1. 先找到膝盖下缘，与内踝骨的最高点，在两者之间各取一半。

2. 在下面的一半，再取一半。

3. 在小腿内侧的1/4处，且在正中位置，即为三阴交穴。

膏肓穴
Gaohuang

位于背部，由第四胸椎棘突下向左或向右3寸处（约4指宽），即上背心第四胸椎旁。

功效／止咳、调气。

主治／咳嗽、气喘、肺痨、骨蒸盗汗、梦遗失精。

方法／轻轻敲打3分钟或按摩5分钟以上。

针灸／斜刺0.5～0.8寸。可灸。

》神准找穴Step by Step

1. 先找到左右肩膀并行线与后正中线交叉处的两个凸出大骨头。
2. 由这两个骨头之间凹处往下找到第四个凹陷处，再往左或往右4指宽处，即是膏肓穴。

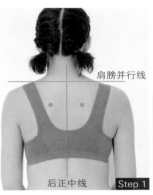

肩膀并行线

后正中线

Step 1

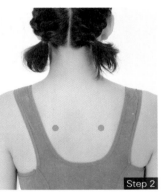

Step 2

适合咳嗽气弱，或咳嗽且失眠者使用。

急性、慢性兼治的调养食疗方

银杏百合

做法｜银杏10颗，干百合1大匙，分别泡水至软，装入小碗中，加入1大匙冰糖，放进电饭锅中蒸熟。每天晚餐前吃一碗，连续吃几天，喝到不咳为止。

原理｜白果，又名银杏，其性平，味甘苦涩，色白入肺，能定痰哮、敛嗽喘、止带浊、缩小便。《本草备要》曰："白果，甘苦而温，性涩而收，熟食温脾益气，生食降痰、解酒和消毒杀虫。"

＊注意事项：白果有小毒，能消毒杀虫，但不能吃多，否则会令人胀满难过。

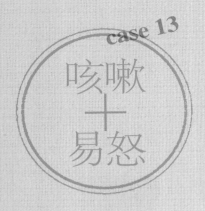

case 13
咳嗽 + 易怒

台北市大安区有位林太太，心胸很狭隘，每件事都往坏的方面想，一点点小事就可以发大脾气，老觉得都是别人的错，都是别人欠她的，常和人大眼瞪小眼，要不就在家里生闷气，每天过得都不愉快，结果不仅肚子上的皮肤摸起来老是冰冰的，身上这儿痛那儿疼，好像到处发炎似的，一到晚上就得咳几声，断断续续地挺恼人的。我说，首先你得改变自己的想法，与人为善，多做好事，毛病自然痊愈。

急性期的神效敲打或按摩方

期门穴 Qimen

位于胸部，当乳头直下，第六肋间隙，前正中线旁开4针灸寸。

功效／开郁、解压
主治／咳嗽、气喘、胸满胁痛、呕吐、不消化、吞酸、疟疾、热入血室、奔豚。
方法／轻轻敲打3分钟，或按摩5分钟以上。
针灸／斜刺0.5～0.8寸。可灸。

》神准找穴Step by Step

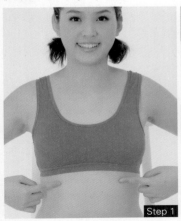

Step 1

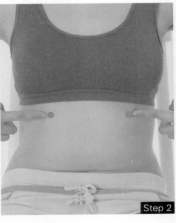

Step 2

1. 由腹部前排摸到最下面那根肋骨（第十一肋骨），再往上找到第六、七肋。
2. 在第六、七肋之间隙，且在前正中线与身体侧线的一半，即是期门穴。
* 前正中线：由头顶心往前经过眉心、鼻尖、肚脐、生殖器等，到达会阴的中央线。

气户穴 Qihu

位于胸部，锁骨中点的下缘，距前正中线4针灸寸。

功效／顺气、止咳。

主治／咳逆上气、喘息、胸胁胀满、呃逆。

方法／轻轻敲打3分钟或按摩5分钟以上。

针灸／斜刺0.3～0.5寸。可灸。

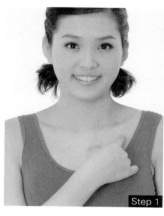

Step 1

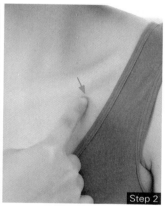

Step 2

》神准找穴Step by Step

1. 先找到前颈下方的锁骨。
2. 在左侧或右侧锁骨一半的下缘空隙，即是气户穴。

急性、慢性兼治的调养食疗方

八仙果

做法｜将大白柚剖开，挖出果肉，塞入陈皮、半夏、甘草、茯苓、冰片等中药材，经古法九蒸九晒提炼，烘焙或阴干后，使药气透进白柚皮的油囊中，待气味甘醇时，再切成丁状，即可。

原理｜柚子皮性辛温，味甘苦，能散寒化痰、开胃消食、宽中理气、消肿止痛。

＊注意事项：寒咳、冷咳者不宜，越吃越糟。

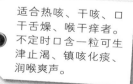

适合热咳、干咳、口干舌燥、喉干痒者。不定时口含一粒可生津止渴、镇咳化痰、润喉爽声。

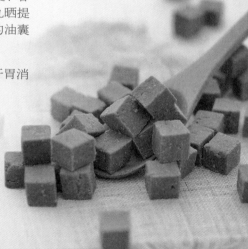

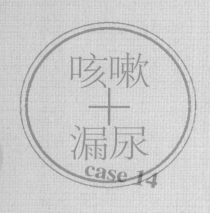

咳嗽
＋
漏尿
case 14

台北市大直区有位张太太，身材瘦削，脸色较黯，平日就容易紧张，有尿频的毛病，有时咽口水会呛到，或感冒一咳嗽就会漏尿，逼得她出门不敢喝水，不是月事期间也要天天包着卫生棉，非常痛苦与麻烦。可是这样恶性循环之下，她的膀胱永远是个大隐忧。

《黄帝内经》曰："肾咳不已，则膀胱受之；膀胱咳状，咳而遗溺。"意思是说肾咳不愈，则会传到膀胱而引发膀胱咳，一咳就遗尿。治膀胱咳取委中穴。

急性期的神效敲打或按摩方

委中穴 Weizhong

在膝盖正后面的腘窝横纹中央。

功效／开肾、止漏。

主治／感冒、流行疫病、痔疮、腰背痛、下肢痉挛或痿痹、急性发炎、腹腔郁血、剧痛、吐泻、丹毒、髋关节不利、半身不遂、自汗盗汗、发眉脱落。

方法／轻轻敲打3分钟或按摩5分钟以上。

针灸／直刺或斜刺0.5～1.5寸。禁灸。

》神准找穴Step by Step

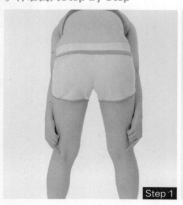

Step 1

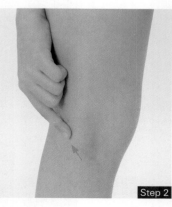

Step 2

1. 先找到膝盖正后面中央凸出的肌肉。
2. 在这块凸起肌肉的中心点，即是委中穴。

膺窗穴 Yingchuang

位于胸部，当三肋间隙，距前正中
线4针灸寸。

功效 / 顺气、止咳。
主治 / 咳嗽、乳痛、胸满气短。
方法 / 轻轻敲打3分钟或按摩5分钟以
上。
针灸 / 斜刺0.3～0.5寸。可灸。

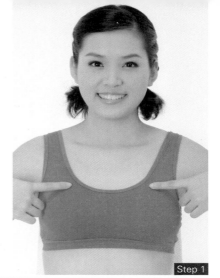
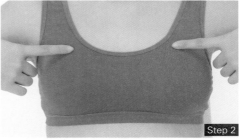

》神准找穴Step by Step

1. 由锁骨往下数到第三、四根骨头，即是第
三、四肋。
2. 在第三、四肋之间的空隙，且在前正中线
与腋前垂直纹的一半之处，即是膺窗穴。

适合体虚久咳，
或气喘咳嗽者。

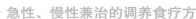 急性、慢性兼治的调养食疗方

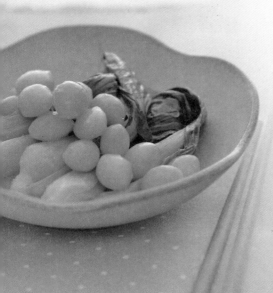

翠衣白果

做法 | 银杏10颗，先泡水至软，于炒锅中倒入
1大匙的油，放入银杏与青菜（芥菜或
青江菜），加适量的水和盐一起炒。每
隔一天吃一次，连续吃几天，吃到不咳
为止。

原理 | 白果，又名银杏，性平，味甘苦涩，色
白入肺，能定痰哮、敛嗽喘、止带浊、
缩小便。《本草备要》曰："白果，甘
苦而温，性涩而收，熟食温脾益气，生
食降痰、解酒和消毒杀虫。"

*注意事项：白果有小毒，能消毒杀虫，但不能吃多，
否则会令人胀满难过。

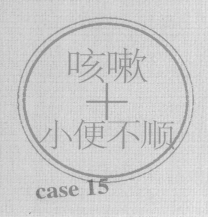

咳嗽 ＋ 小便不顺

case 15

　　彰化县有位林伯伯，是某省立高中退休教师，可能是长期教课关系，气管比较虚弱，一受风寒就会咳嗽，而且小便滴滴答答的，不是那么干脆。正所谓肺为气化之源，肺不够力，少气，下游的水就无力排出。其治根的方法必须从呼吸系统来着手，先加强肺气，再巩固肾脏，这样才会有效果。一般人会先补肾，结果吃进一堆补肾药，也无法改善病症。

急性期的神效敲打或按摩方

库房穴
Kufang
位于胸部，当第一肋间隙，距前正中线4针灸寸，即锁骨下方第一、二肋骨之间。

功效／清肺、止咳。

主治／咳逆上气、唾血、吐血、胸胁胀满。

方法／轻轻敲打3分钟或按摩5分钟以上。

针灸／斜刺 0.3～0.5 寸。可灸。

》神准找穴Step by Step

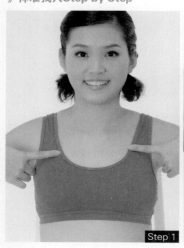

Step 1

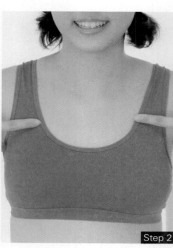

Step 2

1. 由锁骨往下数第一、二根骨头，即是第一、二肋。
2. 在第一、二肋之间的空隙，且在前正中线与腋前垂直纹的一半之处，即是库房穴。

复溜穴 Fuliu

位于小腿内侧，由太溪穴直上2针灸寸，跟腱的前方，即小腿内侧2/3后缘。

功效／补肾、利尿。

主治／无法出汗、汗出不止、水肿、腹泻、腹胀、肠鸣、足痿等。

方法／轻轻敲打3分钟，或按摩5分钟以上。

针灸／直刺0.8～1寸。可灸。

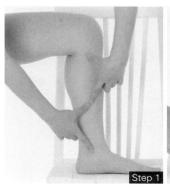

Step 1

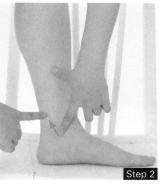

Step 2

》神准找穴Step by Step

1. 先找到膝盖下缘，与内踝骨的最高点，在两者之间各取一半。

2. 在下面的一半，再取1/3，且靠近边缘的凹陷处（跟腱前缘），即是复溜穴。

适合干咳、身热、烦躁，且小便不顺者。

急性、慢性蕭條中暑氣急速方

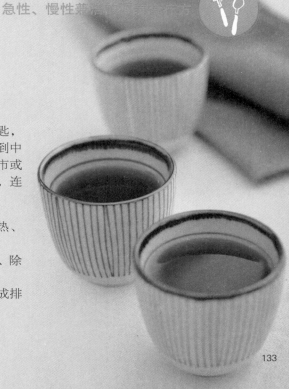

竹叶豆豉茶

做法｜干的淡竹叶两卷，淡豆豉一大汤匙，加两碗水，煮滚即可。淡竹叶可到中药房购买，淡豆豉可到市场、超市或杂货店购买。每天早晚各喝一次，连续喝几天，喝到不咳为止。

原理｜1. 淡竹叶，性寒，味甘淡，能清热、除烦、利尿。

2. 淡豆豉，性凉，味苦，能解表、除烦、宣郁、调中。

3. 本方亦特别适合前列腺肥大造成排尿不顺畅的年长者来饮用。

case 16

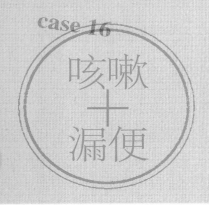

咳嗽 + 漏便

《黄帝内经》曰："肺咳不已，则大肠受之；大肠咳状，咳而遗矢。"意思是说肺咳不愈，则会传到大肠而引发大肠咳，一咳就大便失禁。治大肠咳取虎口的合谷穴按压，还有曲池穴，曲池穴在手肘外侧，肘纹与肘尖之间的凹陷处。

急性期的神效敲打或按摩方

合谷穴 Hegu

位于手背第一、二掌骨间，当第二掌骨桡侧中点处。

功效／整肠、止咳。

主治／咳嗽、发热恶寒、头痛、咽喉肿痛、五官疾病、肠胃病、皮肤病、妇科疾病、中风、婴幼儿抽筋痉挛等。

方法／轻轻敲打3分钟，或按摩5分钟以上。

针灸／直刺0.5～1寸。可灸。

方法一

》神准找穴Step by Step

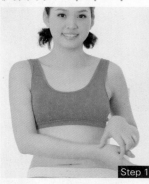

Step 1

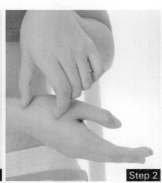

Step 2

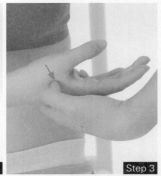

Step 3

1. 在虎口，食指下方那段骨头，即是第二掌骨。

2. 在这段骨头上取一半。

3. 在骨头内侧边缘垂直按压（手指与皮肤垂直），会感到酸麻胀痛，才是正确位置。

》神准找穴Step by Step

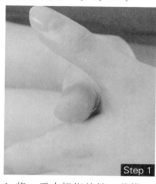

Step 1

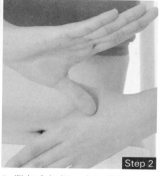

Step 2

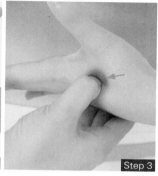

Step 3

1. 将一手大拇指的第一节横纹，刚好卡在另一手的虎口上。

2. 竖起大拇指，大拇指指尖所点之处，即是合谷穴。

3. 在骨头内侧边缘垂直按压，会感到酸麻胀痛，才是正确位置。

曲池穴
Quchi

位于手肘外侧，屈肘，当肘横纹外端凹陷处，为尺泽穴与肱骨外上髁连线的中点，即手肘外侧凹处。

功效／清热、消炎。

主治／发热、咽痛、肩痛、头痛、目痛、牙痛、皮肤病、癫狂、中风等。

方法／轻轻敲打3分钟或按摩5分钟以上。

针灸／斜刺0.8～1.2寸。可灸。

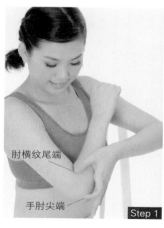

肘横纹尾端

手肘尖端

Step 1

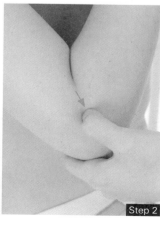

Step 2

》神准找穴Step by Step

1. 先找到手肘外侧横纹尾端，与肘尖上方凸起的骨头。

2. 在这两者之间的大凹陷处，即是曲池穴。

山药粥

做法 │ 稀饭煮熟，加入削好皮的山药块，再煮滚即可。连续吃几天，吃到不咳不泻为止。

原理 │ 山药，性平，味甘，能健脾胃、益肺肾、补虚赢。脾胃健康，就不会生痰致咳；肺肾强壮，就不会呼吸短促、体力衰弱、容易咳嗽了。

适合气虚久泻且常咳嗽者。

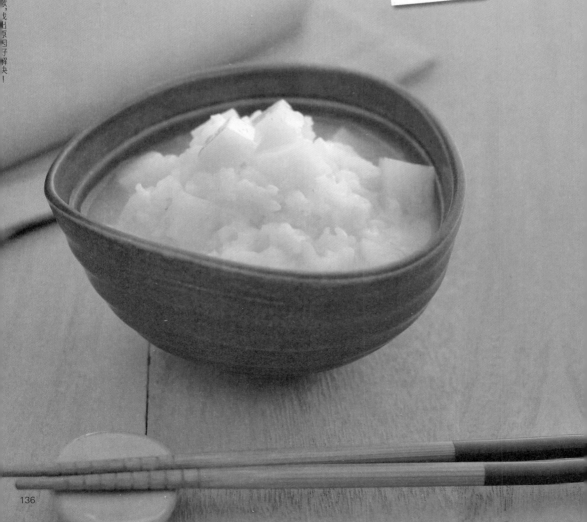

乙日常见的咳嗽，戈出泉因子解央！

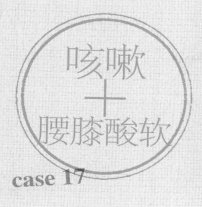

咳嗽
＋
腰膝酸软

case 17

体重超出标准的人，其腰部及膝盖所承受的力量比常人多出许多，许多研究显示只要减重2公斤，日常生活行动与既有毛病就会马上获得改善。发福的妇女朋友常需抱小孩或买菜提重物，使得腰部负荷更显吃力，所以每当她们感冒咳嗽时，腰部就会感到酸软无力。《黄帝内经》曰："肾咳之状，咳则腰背相引而痛，甚则咳涎。"意思是说肾引发的咳嗽，一咳腰背就互相牵引作痛，严重时会咳吐稠痰。治肾咳取肾俞穴。

.... 急性期的神效敲打或按摩方

肾俞穴
Shenshu

位于腰部，当第二腰椎棘突下向左或向右1.5针灸寸，即后腰第二腰椎旁开2指处。

功效／补肾、止咳。

主治／咳喘、水肿、腰膝酸痛、小便不利、遗尿、遗精、早泄、阳痿、月经不调、下肢无力、半身不遂、耳鸣、耳聋、视物不清、贫血、脱发等。

方法／轻轻敲打3分钟或按摩5分钟以上。

针灸／直刺0.8～1寸。可灸。

》神准找穴Step by Step

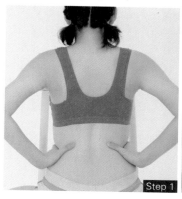

Step 1

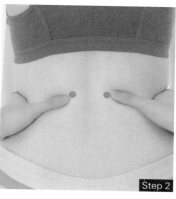

Step 2

1. 在肚脐向后并行线的腰际处，双手插腰。
2. 再由肚脐眼的正后方（第2腰椎棘突），往左或往右2指宽处，即是肾俞穴。

俞府穴 Shufu

位于胸部，当第一肋间隙，距前正中线4针灸寸，即锁骨内侧下缘。

功效／止咳、治胃、清肺。

主治／咳喘、胸满不得息、呕吐、不消化、腹胀。

方法／轻轻敲打3分钟或按摩5分钟以上。

针灸／斜刺0.5～0.8寸。可灸。

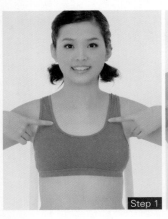
Step 1

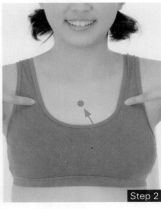
Step 2

》神准找穴Step by Step

1. 由锁骨往下数第一、二根骨头，就是第一、二肋。
2. 在第一、二肋之间的空隙，且在前正中线与腋前直纹之间的一半处，即是俞府穴。

—— 急性、慢性兼治的调养食疗方

适合久咳、心烦郁闷、血瘀（循环不良）者。

莲藕茶

做法｜
1. 莲藕一根，削皮切成薄片或小块，加水6碗，先用大火煮约10分钟，再改用中火慢慢熬，待莲藕半熟后，放入适量的冰糖，再熬约半小时，让莲藕变得松软，汤变成暗红颜色，即可关火。每天吃藕喝汤3～4次，连续吃几天，吃到不咳为止。
2. 煮熟时亦可再加入生鸡蛋清，治咳嗽声哑更有效。
3. 或以半碗的莲藕粉，倒入小锅中，加冷水八分满，先搅拌均匀成糊状，再点火，以中火或小火煮，一边煮一边搅动，以免结块，煮至暗红色即可。

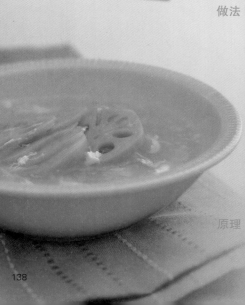

原理｜熟莲藕性味甘温，益胃补心，能去瘀生新、补养五脏。蛋清则能润喉滋音。

银耳核桃汤

做法 白木耳一碗放进锅中，加入七分满的水，以武火煮滚，再以文火慢炖至熟烂，再倒入半碗核桃仁、适量的冰糖与蜂蜜，煮滚即可。每天一两碗，连续喝几天，喝到不咳为止。

原理 1. 核桃，性味甘温，入肺、肾经，能补肾，强壮腰膝，敛肺定喘，润肠通便。

2. 白木耳，俗称银耳，性平味甘，能作用于肺、大肠、脾、胃及肾经，能润肺、健脾、滋肾、滑肠、提供体内所需的胶状物质、修补组织、抗衰老等，功同燕窝。

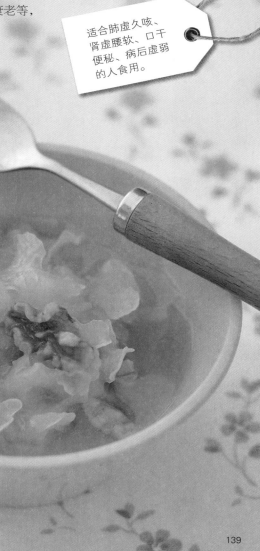

适合肺虚久咳、肾虚腰软、口干便秘、病后虚弱的人食用。

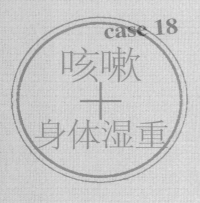

case 18

咳嗽
+
身体湿重

台北县的李太太，最近在林口买了一间豪宅大厦的3楼，高高兴兴选了个好日子搬进去，没多久却发现怎么楼上的脚步声那么重，简直跟大象走路一样，而且还常听到断断续续的咳嗽声，搞得她都无法安静地坐着看电视、睡午觉。在管道相连的厕所中，也常闻到油腻的比萨、意大利面或起司的味道。

这其实是在说明，脾气大、身体负担重的人，体内又湿又热，反而越喜欢高热量、高脂肪及冷饮等食物，最后却使得身体更沉重，因为过饮则脾湿，多食辛热油腻之物，皆能生痰，壅滞于胸膛而致咳。

··· 急性期的神效敲打或按摩方

公孙穴
Gongsun

位于足内侧边缘，当第一跖骨基底的前下方，即脚底内侧1/3处。

功效 / 止泻、强心、除湿。

主治 / 胸闷气短、胃肠疾病、痢疾、心烦失眠、便血、霍乱、心痛、心悸、体重嗜睡、发狂妄言、月经不调、腹中积块、胎衣不下。

方法 / 轻轻敲打3分钟或按摩5分钟以上。

针灸 / 直刺0.3～0.5寸。可灸。

》神准找穴Step by Step

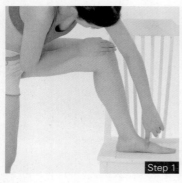

Step 1

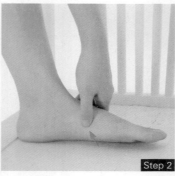

Step 2

1. 先找到脚底内侧约1/3处。

2. 在此的凹陷处，即是公孙穴。

大包穴 Dabao

本穴位于腋下侧胸部，腋中线上，当第六肋间隙上。

功效／改善全身无力、祛痰。

主治／气喘、四肢无力、全身痛、胸胁痛。

方法／轻轻敲打3分钟或按摩5分钟以上。

针灸／斜刺0.5～0.8寸。可灸。

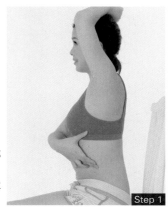
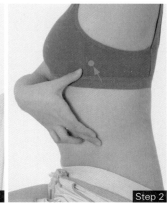

》神准找穴Step by Step

1. 先找到腋窝中心，与腹部最下方的第十一肋尾端。
2. 两者连线的一半，即是大包穴。

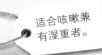

适合咳嗽兼有湿重者。

急性、慢性兼治的调养食疗方

黄豆粉

做法／至杂货店购买半斤生黄豆粉，再去西药房购买空胶囊，将黄豆粉装入空胶囊内，每饭后吞服3粒，服至不咳为止。

原理／黄豆粉含丰富的谷氨酸，能刮油去湿，特别适合身体潮湿沉重且有咳嗽的人，或吃太油腻引发咳嗽的人来服用。

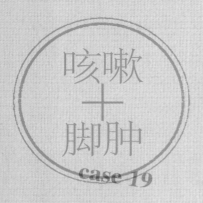

咳嗽十脚肿
case 19

高雄有位50岁的张太太，傍晚常会觉得脚很酸又有些许的肿，尤其天气变冷或下雨时，就特别难过，因为鞋子会变得很紧不好穿，走起路来也感觉有些吃力。当她去日本旅游时，可能因为当地气候干燥，脚反而轻松了许多。没想到出国回来就感冒了，且咳得很厉害，回想起来自己在北海道时贪嘴吃进不少又香又浓的冰淇淋，可能就是这些冰品把气管搞差，且影响到下肢的循环了。

.... 急性期的神效敲打或按摩方

筑宾穴
Zhubin

位于小腿内侧，由太溪穴直上5针灸寸，跟腱的前方，即在小腿内侧5/13中央处。

功效／调肾、利水。

主治／呕吐涎沫、癫狂、痫症、水肿、疝气等。

方法／轻轻敲打3分钟，或按摩5分钟以上。

针灸／直刺0.5～0.8寸。可灸。

》神准找穴Step by Step

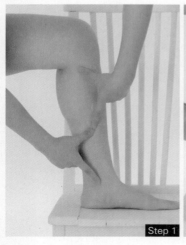

Step 1

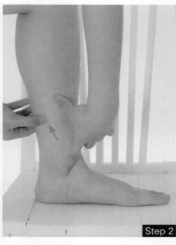

Step 2

1. 先找到膝盖下缘，与内踝骨的最高点，在两者之间各取一半。
2. 在下面的一半，再取5/6，靠近边缘的凹陷处（跟腱前缘），即是筑宾穴。

华盖穴 **Huagai**

位于胸部，前正中线上，平第一肋间。

功效 / 行气、止咳。

主治 / 咳嗽、气喘、喉疾、胸胁满痛。

方法 / 轻轻敲打3分钟或按摩5分钟以上。

针灸 / 沿皮刺0.3～0.5寸。可灸。

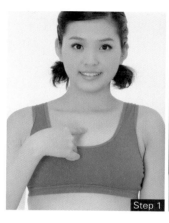

Step 1

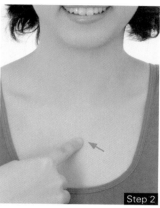

Step 2

》神准找穴Step by Step

1. 由锁骨往下找到第一、二根骨头，即是第一、二肋。
2. 在第一、二肋间的空隙之并行线与前正中线交叉点，即是华盖穴。

急性、慢性兼治的调养食疗方

蜂蜜茄子

做法 | 茄子数个切片，水煮，蘸些蜂蜜吃，每天吃一碗，连续吃几天，吃到不咳为止。

原理 |
1. 茄子，性凉，味甘，能活血止痛、清热解毒、利尿消肿。
2. 蜂蜜，性平，味甘，和百药、解百毒、安五脏、补中气、润肺滑肠、健脾益胃、清热解毒、缓解疼痛，以及抑制细菌的生长，故常用于哮喘、咳嗽、肠炎、鼻炎、皮肤炎、湿疹、胆囊炎和烧伤等病症。

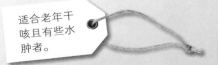

适合老年干咳且有些水肿者。

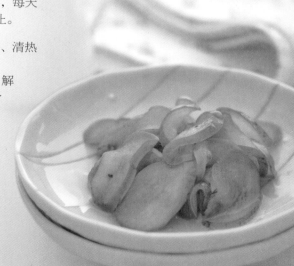

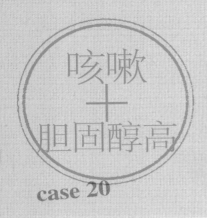

咳嗽
＋
胆固醇高
case 20

永和市的叶太太，体重超过标准许多，但天性好吃，且每餐一定要有猪肉，才觉得有饱足感。平日最喜欢去吃火锅料理，对那肉汤爱不释手，长期下来，自然胆固醇含量居高不下。尤其吃完火锅猛冒汗，出了店一吹到风，再加上人胖痰就多，自然就容易着凉，产生咳嗽的毛病。我劝她火锅汤喝几口就停住，因为那东西胆固醇含量特别高，并且要多吃蔬果，常常运动，才会健康。

急性期的神效敲打或按摩方

复溜穴
Fuliu

位于小腿内侧，由太溪穴直上2针灸寸，跟腱的前方，即小腿内侧2/13后缘。

功效／补肾、利尿。

主治／无法出汗、汗出不止、水肿、腹泻、腹胀、肠鸣、足痿等。

方法／轻轻敲打3分钟，或按摩5分钟以上。

针灸／直刺0.8～1寸。可灸。

》神准找穴Step by Step

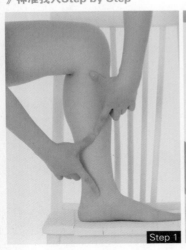

Step 1

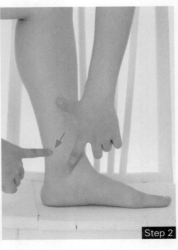

Step 2

1. 先找到膝盖下缘，与内踝骨的最高点，在两者之间各取一半。
2. 在下面的一半，约取1/3，靠近边缘的凹陷处（跟腱前缘），即是复溜穴。

经渠穴 Jingqu

位于手腕掌侧横纹桡侧，桡动脉搏动处。

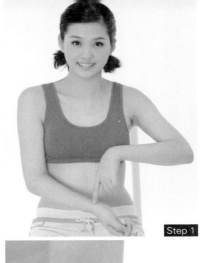

Step 1

功效 / 清肺、止咳。

主治 / 咳嗽、气喘、胸部胀满、呕吐、胃痛。

方法 / 轻轻敲打3分钟，或按摩5分钟以上。

针灸 / 直刺0.2～0.3寸。禁灸。

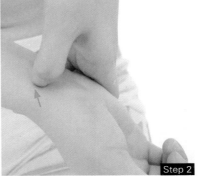

Step 2

》神准找穴Step by Step

1. 先找到脉搏跳动处。
2. 距离腕横纹约1指宽，大筋前缘凹陷处，即是经渠穴。

急性、慢性兼治的调养食疗方

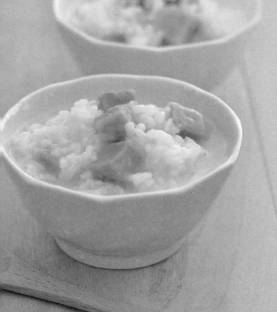

芋头粥

做法 | 传统市场中常可买到。每天一两碗，连续喝几天，喝到不咳为止。

原理 | 芋头，能开胃生津、消炎镇痛、补气益肾，富含膳食纤维与钾，可说是淀粉类食物中的蔬菜，能吸附胆酸，加速胆固醇代谢，以及排钠降压。

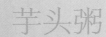

适合虚胖、血压高且胆固醇高者。

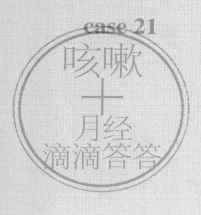

ease 21

咳嗽
十
月经
滴滴答答

台北市的黄太太，老爱操心，儿子出国念书，天天担心他会不会吃不饱，或被人欺负；女儿跟男朋友约会，她也想会不会人财两失，结果老是睡不好，月经该结束时，却还滴答不止，跟人聊天，话多说了些，就会咳嗽起来。

彰化市有位林姓女教师，平日教职繁重，却又碰到丈夫失业的窘境，以致每次月经来时乱成一团，最后变成久拖不停，话讲多就得咳几声，虽然求助于医师，仍然止不住经血，搞得身心俱疲。这两个例子都是长期压力造成的内分泌失调与气虚。

················ 急性期的神效敲打或按摩方

三阴交穴 Sanyinjiao | 位于小腿内侧3/13正中处，胫骨内侧缘后方。

功效／调经、安神。

主治／妇科疾病、遗精、阳痿、阴茎痛、遗尿、小便不利、腹泻、腹胀、肠鸣、足痿、皮肤病、失眠、高血压等。

方法／轻轻敲打3分钟，或按摩5分钟以上。

针灸／直刺0.5～1寸。可灸。

》神准找穴Step by Step

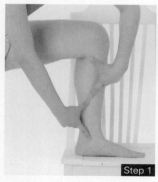

Step 1

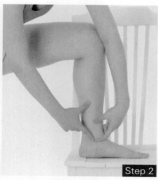

Step 2

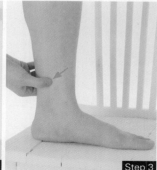

Step 3

1. 先找到膝盖下缘，与内踝骨最高点，在两者之间，各取一半。

2. 在下面的一半，再取一半。

3. 在小腿1/4，且在小腿的正中处，即是三阴交穴。

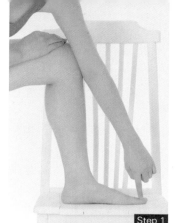

Step 1

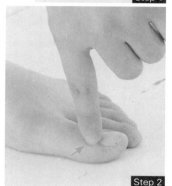

Step 2

隐白穴 Yinbai

| 位于足大趾末节内侧，距趾甲角0.1指寸。

功效／补脾、止血。

主治／咳喘、月经过时不止、崩血、鼻血、吐血、尿血、便血、暴呕、暴泄、腹胀、中风、冰冷僵硬、癫狂、多梦。

方法／轻轻敲打3分钟或按摩5分钟以上。

针灸／斜刺0.1寸。或点刺出血。可灸。

》神准找穴Step by Step

1. 先找到脚大趾趾甲。
2. 趾甲下缘并行线，与趾甲内侧边线往下延伸的交叉点，即是隐白穴。

急性、慢性兼治的调养食疗方

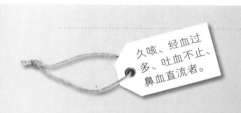

久咳、经血过多、吐血不止、鼻血直流者。

鲜莲藕汁

做法｜莲藕一根，洗净，烫过后，切成薄片或小块，倒入果汁机中，加入冷开水8分满，打成汁，稍加过滤后饮用。早碗喝一碗，连续喝几天，喝到不咳为止。

原理｜莲藕节，《本草备要》曰："其性平，味甘涩，能解热毒，消瘀血，止吐血、鼻血、淋痢、一切血证。"

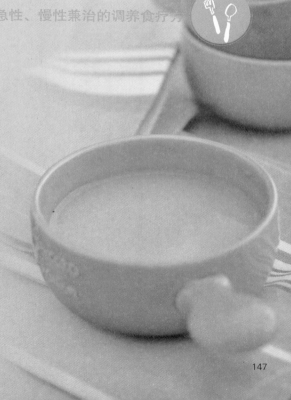

喝酒
的咳嗽
case 22

　　许多人在聚会时总喜欢喝酒助兴，最后往往是酩酊大醉，伤心又伤肝，喝的期间或隔日酒醒，免不了会"干咳"几声，那是因为不管哪一类的酒都会使食道、喉咙或气管内壁的滋润物质挥发太过，而导致咳嗽。换而言之，就是"太干了"，尤其是等级稍为差一点的酒，更会如此。

　　此外，长期喝酒的朋友，常会感到口干舌燥，平时只要水果吃得不够，或再吃些烤炸食物，体内的滋润物质越发不足。若再加抽烟与喝冷饮，对气管更是双重伤害。

.... 急性期的神效敲打或按摩方

太渊穴 Taiyuan | 位于手腕掌侧横纹桡侧，桡动脉搏动处。

功效／顺气、止咳。

主治／咳嗽、痰多、呃逆、脉搏微弱。

方法／轻轻敲打3分钟或按摩5分钟以上。

针灸／直刺0.2～0.3寸。可灸。

》神准找穴Step by Step

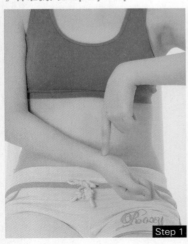

Step 1

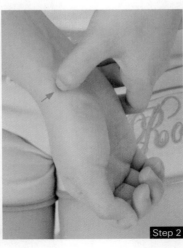

Step 2

1. 先找到脉搏跳动处。
2. 在靠近腕横纹的大筋前缘凹陷处（食指往下垂直线经过），即是太渊穴。

太冲穴 Taichong

位于足背，当第一跖骨间隙的后方凹陷处，即脚背大趾与第二趾缝往上大凹处。

功效 / 疏肝、止晕、解压。

主治 / 咽喉干痛、头痛、眩晕、目痛、胃肠疾病、疝气、胁痛、癫痫、下肢痛痹、遗尿、小便不利、水肿、月经过多、下肢痿痹。

方法 / 轻轻敲打3分钟或按摩5分钟以上。

针灸 / 直刺0.5～0.8寸。可灸。

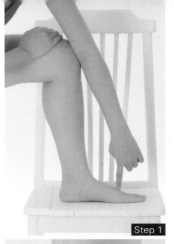

Step 1

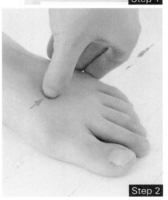

Step 2

》神准找穴Step by Step

1. 先找到脚背。
2. 由第一、二脚趾缝往上摸，直到碰到骨头，这骨头前的凹陷处，即是太冲穴。

适合久咳且有虚热者服用。

急性、慢性兼治的调养食疗方

黑豆梨汤

做法 | 大水梨一个削皮去心，加一小匙黑豆，放入碗中，加七分满的水，置于电饭锅中炖熟（外锅半杯水），再喝汤吃梨，或只喝汤，一天两次，连续喝几天，喝到不咳为止。

原理 | 1. 黑豆，性平味甘，能退热、活血、利尿、解毒，有通便解毒、明目养颜、健脑益智、乌头发和抗老防癌等作用。
2. 《本草备要》曰："梨，性寒，味甘、微酸，能润肺、凉心、燥痰、降火止渴、解酒、通利大小肠，可治伤寒发热、热嗽痰喘、中风失音。切片可贴烫火伤。"

＊注意事项 | 若多食生梨腹内会太冷而下痢，因此脾虚泄泻、乳妇及血虚者忌之。

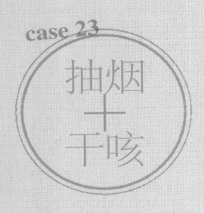

case 23

抽烟十干咳

烟是种很奇怪的东西，醒着的人靠它就能麻痹自己，想要振奋的人靠它就可提神，但它却会让人上了瘾。习惯每天抽烟的人，经常会有黑黄的浓痰，还会莫名其妙地干咳几声，喉咙老是卡卡的。这是因为香烟属火，肺属金，火来刑金，致使呼吸道滋润物质一直耗损，因而引起干咳。根据研究显示，每天吸30支烟的人，等于照了650次X光。所以，还是奉劝瘾君子戒掉它，才不会到头来毛病百出。

·················· 急性期的神效敲打或按摩方

天突穴
Tiantu

位于颈部，当前正中线上，胸骨上窝中央，即前颈根凹处。

功效／去痰、止咳。

主治／咳嗽、气喘、咽喉肿痛、声哑、梅核气、噎膈、甲状腺肿瘤。

方法／轻轻敲打3分钟或按摩5分钟以上。

针灸／先直刺0.2～0.3寸，再沿胸骨柄后缘、气管前缘缓缓向下刺入0.5～1寸。可灸。

》神准找穴Step by Step

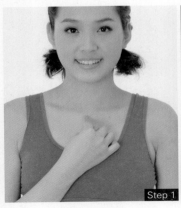

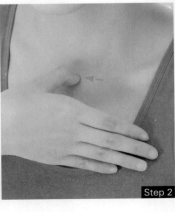

1. 找到前颈根有一凹陷处。
2. 在左右锁骨之间，即是天突穴。

Step 1

Step 2

曲池穴
Quchi

位于手肘外侧，屈肘，在肘横纹外端凹陷处，为尺泽穴与肱骨外上髁连线之中点，即手肘外侧凹陷处。

功效／清热、消炎、排毒。

主治／发热、咽痛、肩痛、头痛、目痛、牙痛、皮肤病、癫狂、中风等。

方法／轻轻敲打3分钟或按摩5分钟以上。

针灸／斜刺0.8～1.2寸。可灸。

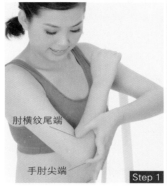

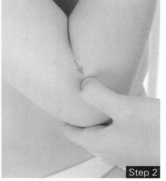

》神准找穴Step by Step

1. 先找到手肘横纹尾端，与肘尖上方凸出的骨头。
2. 在两者之间的大凹陷处，即是曲池穴。

肘横纹尾端

手肘尖端

Step 1

Step 2

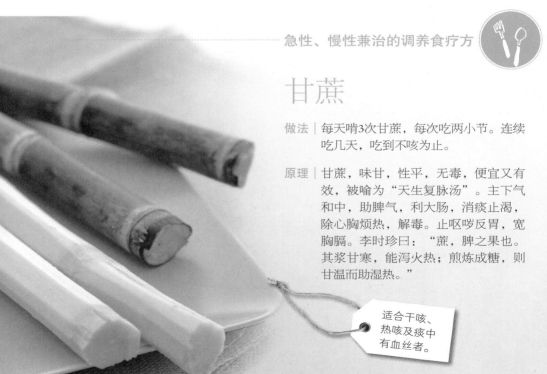

····· 急性、慢性兼治的调养食疗方

甘蔗

做法｜每天啃3次甘蔗，每次吃两小节。连续吃几天，吃到不咳为止。

原理｜甘蔗，味甘，性平，无毒，便宜又有效，被喻为"天生复脉汤"。主下气和中，助脾气，利大肠，消痰止渴，除心胸烦热，解毒。止呕哕反胃，宽胸膈。李时珍曰："蔗，脾之果也。其浆甘寒，能泻火热；煎炼成糖，则甘温而助湿热。"

适合干咳、热咳及痰中有血丝者。

猪肺芹菜汤

做法│至市场购买猪肺，洗净，加水八碗，煮熟，加些姜
丝及一汤匙切碎的芹菜，要吃时再加些盐，一天之
中分3次吃，每隔一天吃一次，吃到不会咳嗽为止。

原理│1.《本草备要》曰："猪肺，补肺，能治肺虚咳
嗽，咳血者醮薏仁末食之。"
2. 芹菜，性味甘凉无毒，能清热止咳、利尿降压、
镇静、健胃、消炎化瘀。

平日常见的咳嗽，找出原因好解决！

适合干咳、口
干舌燥者，不
适合寒咳者。

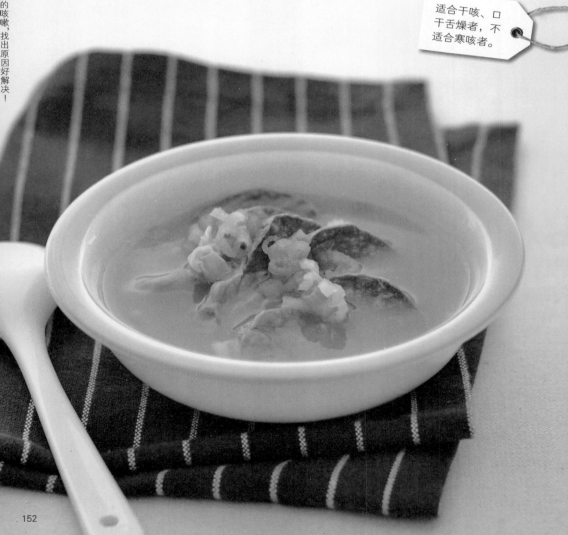

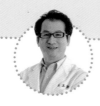

【专栏】
抗击雾霾大作战

"雾"和"霾"实际上是有区别的。雾是指大气中因悬浮的水汽凝结，能见度低于1公里时的天气现象；而灰霾的形成主要是空气中悬浮的大量微粒和气象条件共同作用的结果。空气中的悬浮颗粒物是加重雾霾天气污染的罪魁祸首。悬浮颗粒物（Particulate Matter）的英文缩写为PM 。PM2.5指的是直径为2.5微米以下的细颗悬浮粒物，也叫可入肺颗粒物，本身既是一种污染物，又是重金属、多环芳烃等有毒物质的载体，是空气中的"健康杀手"。

初步研究发现：雾霾天气引起的健康影响主要以急性效应为主，主要表现为上呼吸道感染、哮喘、结膜炎、支气管炎、眼和喉部刺激、咳嗽、呼吸困难、鼻塞流鼻涕、皮疹、心血管系统紊乱等疾病的症状增强；呼吸系统疾病的发病和入院率增高。

此外，雾霾天气还会对人体健康产生一些间接影响。霾的出现会减弱紫外线的辐射，如经常发生雾霾，则会影响人体维生素D合成，导致小儿佝偻病高发，并使空气中传染性病菌的活性增强。

雾霾天不主张早晚开窗通风，最好等太阳出来再开窗通风。如果外出可以戴上口罩，这样可以有效防止粉尘颗粒进入体内。尤其是有呼吸道疾病和心血管疾病的老人，雾霾天最好不出门，更不宜晨练，否则可能诱发病情，甚至心脏病发作，引起生命危险。外出归来，应立即清洗面部及裸露的肌肤。

雾霾天的饮食宜选择清淡易消化且富含维生素的食物，多饮水，多吃新鲜蔬菜和水果，这样不仅可补充各种维生素和无机盐，还能起到润肺除燥、祛痰止咳、健脾补肾的作用。少吃刺激性食物，多吃些梨、枇杷、橙子、橘子等清肺化痰食物。在持续的雾霾天气里，由于日照少，紫外线照射不足，人体内维生素D生成不足，有些人还会产生精神懒散、情绪低落等现象，必要时可补充一些维生素D。

特别是，本书介绍的一些调养食谱、穴位保健之法，也非常适合读者抗击雾霾，保养身心。简单易行的妙招，可根据个人的情况灵活选用。

PART 05
气喘、过敏&其他难题常出现，照样解决没问题！

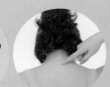
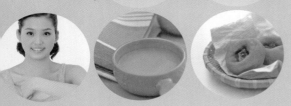
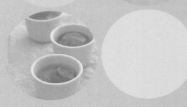

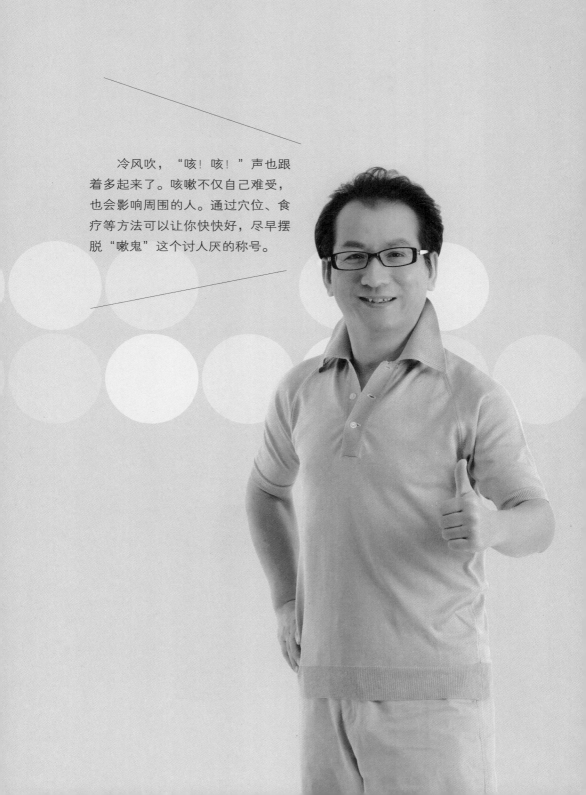

　　冷风吹，"咳！咳！"声也跟着多起来了。咳嗽不仅自己难受，也会影响周围的人。通过穴位、食疗等方法可以让你快快好，尽早摆脱"嗽鬼"这个讨人厌的称号。

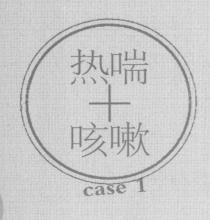

热喘
＋
咳嗽

case 1

部分患有气喘的银发族朋友，遇到热性食物、天气突然变热或环境燥热，就会引发气喘。例如：南投地区有一位80岁的老妇人，在她生活的每个房间里都有电扇，客厅中有大吊扇，在厨房炒菜时脚下有小电扇，就连在厕所时，马桶边也挂了一个小电扇，因为她只要一觉得很闷，马上喉咙或气管就被拴紧似的，顿时皮肤痒痒的，甚至喘起来。再来，她吃东西时，若食物中放有辣椒或胡椒，只要一含在口中，食道和气管立刻就产生不适，因此她去菜市场买菜时，一定会问辣不辣，有辣的成分就不买，免得自己找罪受。

············· 急性期的神效敲打或按摩方

大椎穴 Dazhui | 位于后颈根第一大椎骨头棘突下，约与肩齐平。

功效／清热、消炎、定喘。

主治／咳嗽、气喘、发烧、颈背僵硬疼痛、疟疾等。

方法／轻轻敲打3分钟或按摩5分钟以上。

针灸／向上斜刺0.5～1寸。可灸。

》神准找穴Step by Step

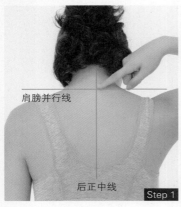

肩膀并行线

后正中线

Step 1

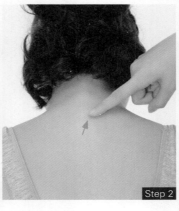

Step 2

1. 先找出左右肩膀上缘并行线，与后正中线交叉的两个凸出大骨头。
2. 这两个凸起大骨头之间的骨缝凹陷处，即是大椎穴。

*后正中线：由头顶心往后经过脊椎、肛门，到达会阴的中央线。

阳溪穴 Yangxi

> 位于手腕，当大拇指往上翘起时，大拇指根出现的凹陷处。

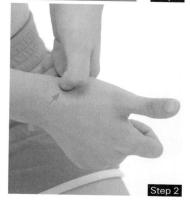

Step 1

功效／解热退烧。

主治／咽喉肿痛、手腕痛、癫痫、头痛、耳疾、目赤。

方法／轻轻敲打3分钟或按摩5分钟以上。

针灸／直刺0.3～0.5寸。可灸。

》神准找穴Step by Step

1. 将大拇指翘起来，好像夸赞的样子。
2. 在大拇指根处出现的凹陷处，即是阳溪穴。

Step 2

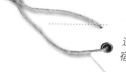

适合有喘咳宿疾者。

······ 急性、慢性兼治的调养食疗方

柚皮猪肚汤

做法 | 1. 将柚皮洗净，猪肚切小块，以瓷碗盛之，加入8分满水，再放进电饭锅蒸，外锅放一小杯水。
2. 电饭锅开关跳起后，喝汤吃猪肚。若不敢吃猪肚，只喝汤也行。每隔一天吃一次。连续吃七次。

原理 | 柚皮的挥发性精油成分可化痰止咳；猪肚入胃肠作用，减少痰液产生。

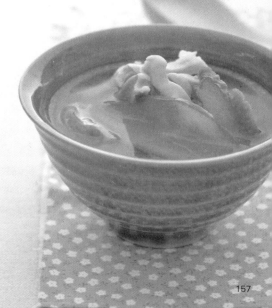

冰糖白菜心

做法 | 一个白菜心，用筷子扎数个小孔，装入冰糖，放到砂锅中蒸熟，每天晚饭后吃一碗，连续吃几天，吃到不咳为止。

原理 | 1. 冰糖能利尿消炎。
2. 大白菜，性味甘寒无毒，能通利肠胃、宽胸除烦、解酒止渴、利大小便、和中止咳。

适合肺热咳喘者。

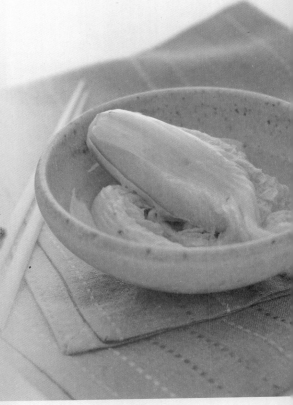

适合身热咳嗽、身热气喘者，不适合身寒咳者。

菜菜百合汤

做法 | 1. 菠菜一大把，洗净，以果汁机搅碎；到中药房买干的百合或至市场找新鲜百合，每次用半碗量，百合先泡水至软。
2. 在锅中加水10碗，加入碎菠菜、百合、少许盐，当水滚时以太白粉水勾薄芡即可。每天晚餐时吃一碗，连续吃几天，吃到不咳为止。

原理 | 1. 菠菜，性冷，味甘，能下气调中、润肠通便、活血补血、帮助消化、强健头脑、预防发炎。
2.《本草备要》曰："百合，甘平，润肺宁心，清热止嗽，益气调中，止涕泪（肺肝热也），利二便，治浮肿腹胀、痞满、寒热疮肿、乳痈、行住坐卧不安如有鬼神的伤寒百合病。"

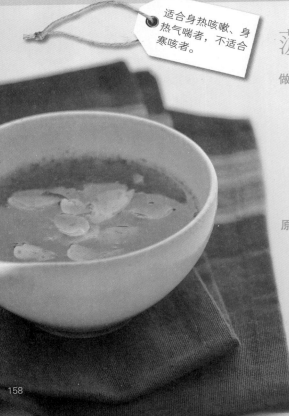

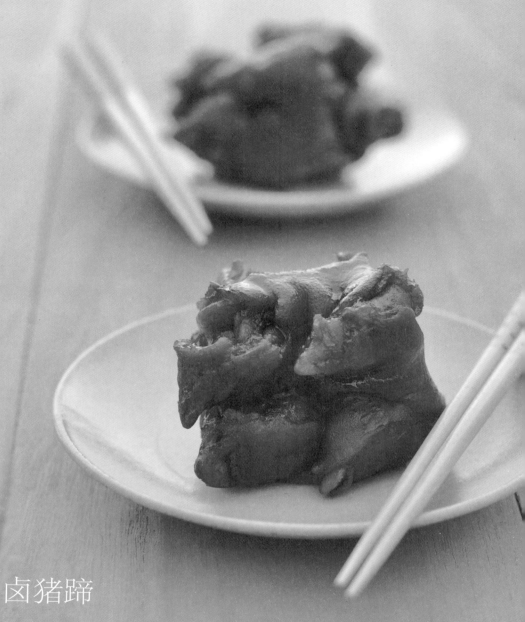

卤猪蹄

做法 | 每天中餐时吃一份卤的猪蹄，连续吃几天，吃到不咳为止。

原理 | 《本草备要》认为猪蹄"治寒热痰喘，痘疮入目，五痔肠痈"。

适合咳嗽且有痰喘，或老人燥痰干咳者。

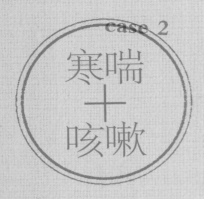

case 2

寒喘＋咳嗽

当天气转冷或变天时，有些体质较为虚寒，容易受环境与温度影响的朋友，就会特别容易诱发气喘。我有位长辈，只要没穿好保暖衣物，一吹到冷风或冷气，顿时就会呼吸急促，好像所有毛病都会一起发作。我建议他，冷天出门一定得带上帽子与围巾，到了晚上睡觉时不妨围上成人肚兜，或用不穿的毛衣剪下胸腹部分，再缝一下剪口即可，或用几条丝巾做成肚兜，再犯的几率自然就变小了。

急性期的神效敲打或按摩方

尺泽穴
Chize

位于手臂内侧，微屈肘，肘横纹上，肱二头肌腱桡侧，即手肘内侧大筋旁。

功效／止咳、化痰、定喘。

主治／咳嗽、气喘、咽喉肿痛、扁桃腺炎、支气管炎、流行病、肩臂痛、乳房肿块、皮肤过敏瘙痒、膝盖内侧痛、中风半身不遂、小儿惊风。

方法／轻轻敲打3分钟或按摩5分钟以上。

针灸／直刺0.5～1寸。可灸。

》神准找穴Step by Step

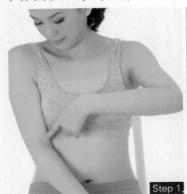

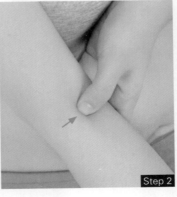

1. 先找到手肘内侧横纹中的大筋。
2. 在大筋外侧的凹陷处，即是尺泽穴。

Step 1

Step 2

160

太渊穴 Taiyuan

位于手腕掌侧横纹桡侧，桡动脉搏动处，即脉搏跳动旁的凹陷处。

功效 / 化痰、定喘。

主治 / 咳嗽、痰多、呃逆、脉搏微弱。

方法 / 轻轻敲打3分钟或按摩5分钟以上。

针灸 / 直刺0.2～0.3寸。可灸。

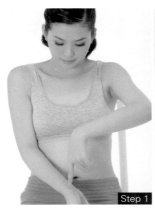

Step 1

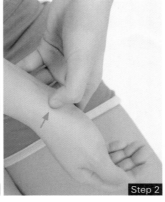

Step 2

》神准找穴Step by Step

1. 先找到大拇指根部下方的脉搏跳动处。
2. 在最接近手腕横纹的脉搏跳动处的两筋之间凹陷处，即是太渊穴。

急性、慢性兼治的调养食疗方

杏仁贝母茶

适合肺虚咳喘的人。

做法 | 至超市买"杏仁贝母茶包"，冲入热开水泡喝，连续喝几天，喝到不咳为止。

原理 | 1.《神农本草》曰："杏仁性味甘温，主咳逆上气，雷鸣喉痹（类似今之急性咽炎），下气产乳，金创寒心，贲豚（腹中一股邪气往上冲）。"

2.川贝母，能润肺止咳、散结化痰，其性凉，味甘苦。《本草备要》曰："贝母，主治虚劳烦热、咳嗽上气、吐血咯血、肺痿肺痈、喉痹、目眩、瘰疬、乳闭、产难。功专散结除热，敷恶疮，敛疮口。"

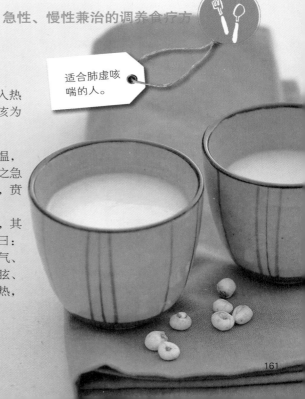

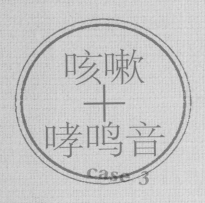

哮鸣音的病人可见于支气管哮喘、痉挛性支气管炎、心因性哮喘、气管内异物等。有位80岁的老妇人，由于年纪越来越大，变得越来越懒，希望每件东西能放在她伸手可及的地方，因此家里的房间全都堆满了东西，堆到连走路都要侧身才能过，就连楼梯都摆满了杂物，没地方放就再买三层塑料架来塞，造成屋里的空气不流畅，加上又喜欢留着用过的卫生纸，当作擦拭用，也就不难想象她会有支气管哮喘的毛病了。

PART
05

气喘、过敏&其他难题常出现，照样解决没问题！

急性期的神效敲打或按摩方

云门穴
Yunmen

位于胸前壁的外上方，肩胛骨喙突上方，锁骨下窝凹陷处，距前正中线6寸，即胸部左上角与右上角。

功效／止咳、定喘。

主治：咳逆、哮喘、肩痛、胸背痛。

方法：轻轻敲打3分钟或按摩5分钟以上。

针灸：向外斜刺0.5～0.8寸。可灸。

》神准找穴Step by Step

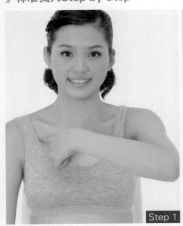

Step 1

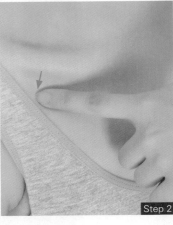

Step 2

1. 由前正中线至腋下直纹之间找6/8的地方。
2. 再由锁骨往下找凹窝处。
* 前正中线：由头顶心往前经过眉心、鼻尖、肚脐、生殖器等，到达会阴的中央线。

紫宫穴 Zigong

位于胸部，前正中线上，平第2肋间，即胸口上方。

功效／补气、化痰。

主治／咳嗽、气喘、心烦、胸痛。

方法／轻轻敲打3分钟或按摩5分钟以上。

针灸／沿皮刺0.3～0.5寸。可灸。

》神准找穴Step by Step

1. 由前颈根往下第二根骨头，即是第二肋。
2. 在前正中线上，第二、三肋之间浅凹，即是紫宫穴。

＊前正中线：由头顶心往前经过眉心、鼻尖、肚脐、生殖器等，到达会阴的中央线。

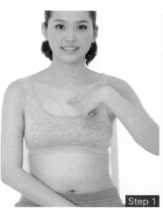

Step 1

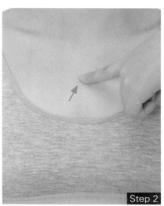

Step 2

········· 急性、慢性兼治的调养食疗方

核桃蜂蜜膏

适合老人咳嗽哮喘者。

做法｜生核桃片一大匙，蜂蜜一大匙，饭后配温开水吃下，一日3次，连续吃几天，吃到不咳为止。

原理｜1. 核桃，性温，味甘，能温补肺肾、润肠通便。《本草纲目》曰："能令人肥健，润肌，黑须发，利小便，去五痔。"故能润燥化痰、补气养血、有益命门、通利三焦，常用于咳喘、腰腿疼痛、虚寒证。

2. 蜂蜜，性平，味甘，能和百药、解百毒、安五脏、补中气、润肺滑肠、健脾益胃、清热解毒、缓解疼痛。

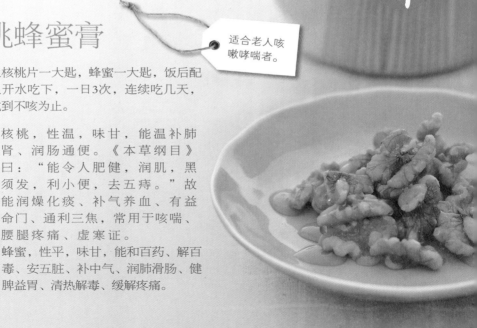

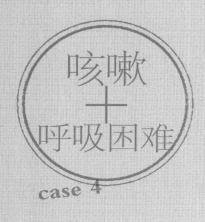

咳嗽
＋
呼吸困难

case 4

呼吸困难者，多见于严重心肺疾病、大量肋膜积液、自发性气胸等。在养老院中，我们常看到护理人员在帮许多老伯伯、老婆婆拍痰，事实上，这些银发族的健康状况几乎出现了许多严重的毛病，往往有时痰卡住了，就导致呼吸困难，甚至施救无效。根据西雅图大学的研究，O型及A型人喝入过多的牛奶，容易大量生痰，但大部分养老院中多以牛奶当做营养补充，我曾建议是否应改为米浆、豆浆或杏仁浆，可惜他们都不愿采纳我的意见。

急性期的神效敲打或按摩方

列缺穴
Lieque
位于桡骨茎突上方，腕横纹上1.5针灸寸骨缝处（约2指宽），即腕上高骨后缘的裂缝。

功效／止咳、宽胸。

主治／咳嗽、咳痰唾血、气喘、咽喉、肿痛、尿血、牙痛、口眼歪斜、小便赤涩、头痛、偏头痛、颈部僵硬、心胸腹疼、吞咽困难、瘀滞腰痛、手腕疼痛无力、痔肿等。

方法／轻轻敲打3分钟或按摩5分钟以上。

针灸／向肘部斜刺0.2～0.3寸。可灸。

》神准找穴Step by Step

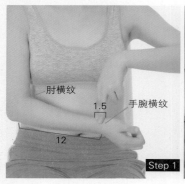

肘横纹

1.5

手腕横纹

12

Step 1

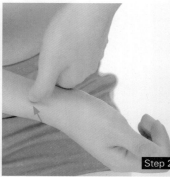

Step 2

1. 虎口朝上，先找到手腕横纹与肘横纹之间的1.5/12处。
2. 在此可摸到一浅浅的骨裂缝，即是列缺穴。

太渊穴 Taiyuan

位于手腕掌侧横纹桡侧，桡动脉搏动处，即脉搏跳动旁的凹陷处。

功效／化痰、定喘。

主治／咳嗽、痰多、呃逆、脉搏微弱。

方法／轻轻敲打3分钟或按摩5分钟以上。

针灸／直刺0.2~0.3寸。可灸。

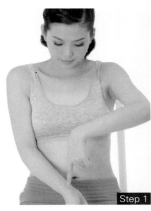

Step 1

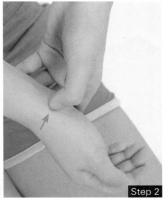

Step 2

》神准找穴Step by Step

1. 先找到大拇指根部下方的脉搏跳动处。
2. 在最接近手腕横纹的脉搏跳动处的两筋之间凹陷处，即是太渊穴。

—————— 急性、慢性兼治的调养食疗方

冬虫夏草鸡精

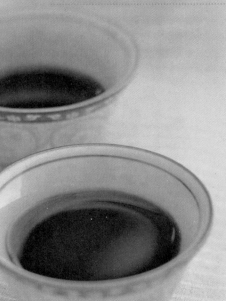

做法｜至超市或便利商店购买冬虫夏草鸡精，每日一瓶，连续喝几天，喝到不咳为止。或购买信用良好公司所出品的冬虫夏草胶囊，按其瓶上建议服。

原理｜1. 冬虫夏草，其性温，味甘，能补肺益肾。
2. 鸡精中含有类似咳嗽药的天然成分，可化痰。若温温地喝，效果更佳。

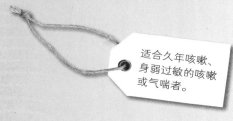

适合久年咳嗽、身弱过敏的咳嗽或气喘者。

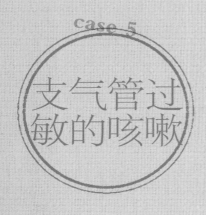

case 5

支气管过敏的咳嗽

人体对外来异物产生过度敏感的反应称为过敏。明明并没有伤风感冒，但却也老是咳个几声，这可能是呼吸系统敏感所引起的"过敏咳"。

有一位张姓朋友为了攻读电机博士学位，时常晚睡或熬夜，晚餐往往以泡面或面包打发，因此喉咙里老觉得有痰卡卡的，很不清爽，也经常小咳几声。有一次检查，医师表示为支气管过敏，我劝他多吃米食，像米粉等，痰就不会这么多，呼吸道也会比较轻松。果然，他发现自从少吃面类后，咳嗽就减少了。

急性期的神效敲打或按摩方

风门穴
Fengmen

位于背部，由第二胸椎棘突下向左或向右1.5寸处（约2指宽），即上背心第二胸椎旁。

功效／祛风、散邪。

主治／咳嗽、伤风、胸背痛、鼻塞、多涕、发背痛疽。

方法／轻轻敲打3分钟或按摩5分钟以上。

针灸／斜刺0.5～0.8寸。可灸。

》神准找穴Step by Step

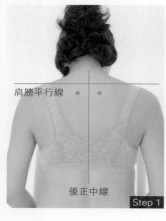

肩膀平行線

後正中線

Step 1

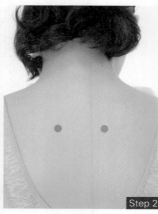

Step 2

1. 在肩膀上缘并行线与后正中线交叉处两个凸起骨头的中间，就是第七颈椎棘突。

2. 再往下两个脊椎凹陷处，就是第二胸椎棘突，再往左或往右约2指宽处，即是风门穴。

*后正中线：由头顶心往后经过脊椎、肛门，到达会阴的中央线。

肺俞穴 Feishu

位于背部，由第三胸椎棘突下向左或向右1.5寸处（约2指宽），即上背心第三胸椎旁。

功效／止咳、化痰。

主治／咳嗽、气喘、胸满、盗汗、吐血、皮肤瘙痒、青春痘。

方法／轻轻敲打3分钟或按摩5分钟以上。

针灸／斜刺0.5～0.8寸。可灸。

》神准找穴Step by Step

1. 在肩膀上缘并行线与后正中线交叉处两个凸起骨头的中间，就是第七颈椎棘突。
2. 再往下第三个凹陷处，为第三胸椎棘突，再往左或往右约2指宽处，即是肺俞穴。

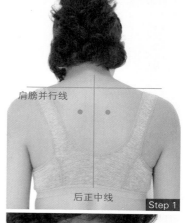

肩膀并行线

后正中线

Step 1

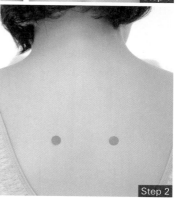

Step 2

急性、慢性兼治的调养食疗方

清炖羊肉汤

做法｜每周吃3次清炖羊肉汤，可改善体质。

原理｜羊肉常用于肺结核、哮喘、贫血、产后气血两虚、腰膝酸软及一切虚寒衰弱病。《本草纲目》中提到："羊肉，能暖中补虚、利肺助气、豁痰止喘、健脾开胃、益肾强身、养胆明目"。

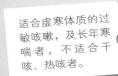

适合虚寒体质的过敏咳嗽，及长年寒喘者，不适合干咳、热咳者。

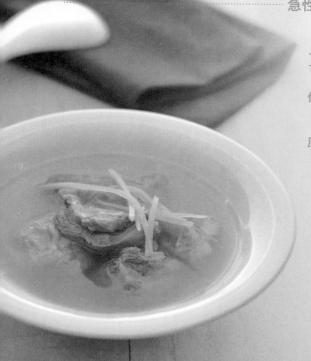

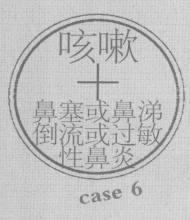

咳嗽
＋
鼻塞或鼻涕
倒流或过敏
性鼻炎

case 6

慢性咳嗽常会造成鼻涕倒流的情形。有一位吴姓同学从一早醒来，就开始一边流鼻涕，另一边则鼻塞，一整天下来，卫生纸用个不停，有时卫生纸用完了，就改用手帕，使得手帕经常湿湿地塞在口袋里。

父母带着他到处寻找名医，有一家诊所的药一吃胃口大开，体重越来越可怕；另一家则是吃了药就没食欲，气色越来越差；另一家则是拼命用仪器钻进鼻腔里摆弄，搞得鼻涕、眼泪直流。可是鼻子的问题都只是暂时好转，无法根治。后来，我教他时常倒立、按摩穴位及练养生功，并搭配食疗，现在长得又高又壮。

急性期的神效敲打或按摩方

上迎香穴 Shangyingxiang

> 位于脸部，鼻翼软骨与鼻甲的交界处，近鼻唇沟上端处，即鼻翼上缘凹处。

功效／通窍、止涕。

主治／鼻塞、鼻息肉等。

方法／轻轻敲打3分钟或按摩5分钟以上。

针灸／向内上方斜刺0.3～0.5寸。可灸。

》神准找穴Step by Step

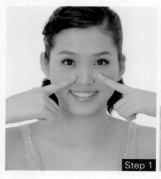

Step 1

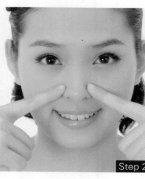

Step 2

1. 先找到鼻翼上缘的弯曲处。
2. 大约鼻子中间的两侧凹窝，即是上迎香穴。

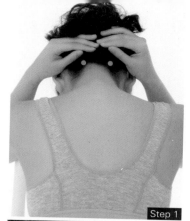

Step 1

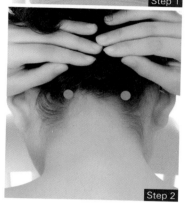

Step 2

天柱穴 Tianzhu

位于第一颈椎棘突下旁开1.3寸，即约位于左右眼睛正后方的后脑上。

功效／通窍、止咳。

主治／咽肿、鼻塞不闻香臭、头重痛、眩晕、目赤肿痛、颈部僵硬。

方法／轻轻敲打3分钟或按摩5分钟以上。

针灸／直刺或斜刺0.5～0.8寸，不可向上方深刺，以免伤及延髓。可灸。

》神准找穴Step by Step

1. 由前往后对照，先找到与眼睛平行的后脑位置。
2. 由后正中线再往左或往右比2指宽稍窄之处，即是天柱穴。

* 后正中线：由头顶心往后经过脊椎、肛门，到达会阴的中央线。

········ 急性、慢性兼治的调养食疗方

橘皮蜜茶

做法│新鲜橘子皮一个，蜂蜜一小匙。将鲜橘皮洗净撕成小块，与蜂蜜放进热开水中闷5分钟，温温地喝，每日3次，连续喝几天，喝到不咳为止。

原理│1. 橘红，性温，味辛苦，能通窍、消痰利气、宽中散结、平喘。
2. 蜂蜜，性平，味甘，能和百药、解百毒、安五脏、补中气、缓解疼痛、润肺滑肠、健脾益胃、清热解毒及抑制细菌的生长，故常用于咳嗽、哮喘、肠炎、鼻炎、胆囊炎、皮肤炎和烧伤等病症。

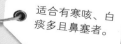
适合有寒咳、白痰多且鼻塞者。

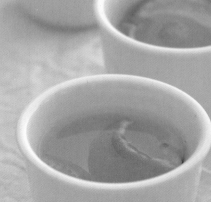

大蒜葱白粥

做法 | 米一杯，以一小锅放水8分满，煮成稀饭，再加入切碎的一大匙大蒜，及一大汤匙的葱白，混合均匀，趁热吃，再钻进棉被中，逼出一身汗，每日吃一次，连续吃几天，吃到不咳为止。

原理 | 1. 大蒜，其性温，味辛，能解毒、健胃、杀虫。《本草备要》曰："大蒜，辛温开胃，健脾，通五脏，色极臭能达诸窍，去寒湿，解暑气，辟瘟疫。"
2. 葱白，其性温，味辛，能发表、通阳、解毒。而且葱有葱辣素。

＊注意事项：葱不适合与蜂蜜及枣子同食，会令人生病。

适合伤风头痛、流清鼻水、咳嗽且畏寒者，不适合干咳、热咳者。

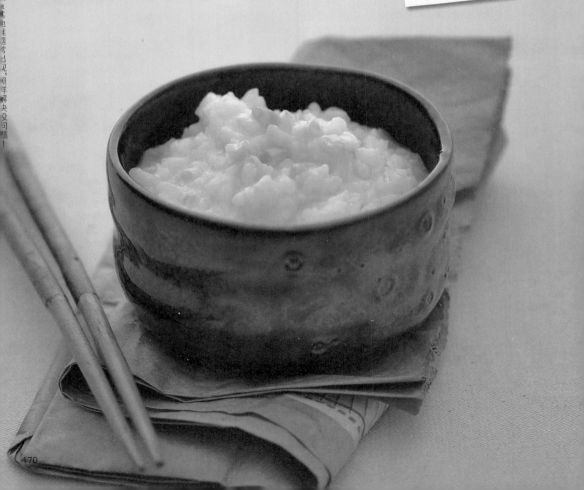

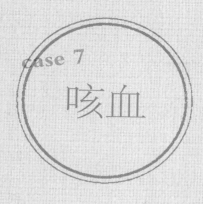

case 7

咳血

在胸腔内科的门诊中，咳血是最容易引起病患惊恐的症状之一，担忧自己是否罹患了肺结核或是肺癌。但事实上，引起咳血的可能原因很多，从简单的牙龈出血、支气管发炎、后鼻孔流血，到稍为严重的问题，如自身免疫性疾病、肺结核复发、肺炎，甚至危险的肺癌，都有可能造成咳血。

咳血的病患，经过医师适当的检查，通常包括病史询问、胸部X光、痰液化验及抽血等几大部分。大部分的咳血病患，经过详细的检查后，都能找出咳血的原因。

················ **急性期的神效敲打或按摩方**

肩中俞穴 Jianzhongshu

位于颈部，由第七颈椎棘突下向左或向右2寸。

功效／清热、止血、定咳。
主治／咳嗽、气喘、咳血。
方法／轻轻敲打3分钟或按摩5分钟以上。
针灸／斜刺0.3～0.6寸。可灸。

》神准找穴Step by Step

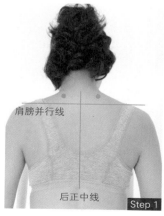

肩膀并行线

后正中线

Step 1

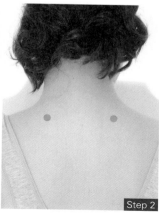

Step 2

1. 先找到肩膀并行线与后正中线交叉处的两个大的凸出骨头，它们之间即是大椎穴。
2. 由大椎穴再往左或往右约3指宽处，即是肩中俞穴。

*后正中线：由头顶心往后经过脊椎、肛门，到达会阴的中央线。

隐白穴 Yinbai

位于足大趾末节内侧，距趾甲角0.1指寸。

功效／止血、解热。

主治／咳喘、月经过时不止、崩血、鼻血、
吐血、尿血、便血、暴呕、暴泄、腹
胀、中风、肢冷发僵、癫狂、多梦。

方法／轻轻敲打3分钟或按摩5分钟以上。

针灸／斜刺0.1寸。或点刺出血。可灸。

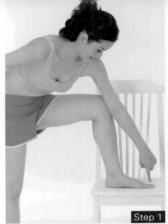

Step 1

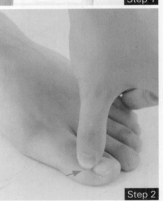

Step 2

》神准找穴Step by Step

1. 先找到脚大趾的趾甲。
2. 在趾甲下缘并行线与趾甲边的垂直线之交叉点，即是隐
白穴。

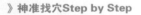

————— 急性、慢性兼治的调养食疗方

橘络

做法｜吃橘子时不要把白色的橘
络丢掉，一起吃掉最佳。

原理｜橘子肉上白色的络，性
平，味甘苦，能入肺经作
用，理气、化痰、止咳，
为咳血虚劳要药。

适合经络不
通、咳血者。

鲜莲藕汁

做法 莲藕一根，洗净，汆烫过后，切成薄片或小块，倒入果汁机中，加入冷开水8分满，打成汁，稍加过滤后饮用。早晚喝一杯，连续喝几天，喝到不咳为止。

原理 莲藕节，《本草备要》曰："其性平，味甘涩，能解热毒，消瘀血，止吐血、鼻血、淋痢、一切血证。"

适合任何出血症状者，如咳血、吐血、经血过多。

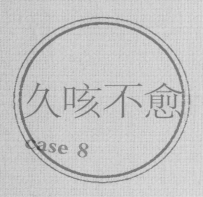

久咳不愈
case 8

很多人一患咳嗽，就是连咳几个星期，甚至持续两三个月，过去我也碰过咳了数年的朋友，他们的共同点都是在咳嗽期间试过了各式各样的方法，仍然是照咳不误，而且很多时候不知道该如何挑选止咳的食物、药物和方法，因为每每用了却更糟。他们最大的心愿就是希望能有很清楚、很简单及很有效的东西，能快速地解决他们咳嗽的烦恼。

急性期的神效敲打或按摩方

章门穴
Zhangmen

位于侧腹部，当第十一肋尾端的下缘，即前排肋骨最下面一根尾端。

功效／调五脏之气。

主治／腹痛、腹泻、腹胀、肠鸣、无食欲、痞块、小儿疳积、胸胁痛、黄疸。

方法／轻轻敲打3分钟或按摩5分钟以上。

针灸／斜刺0.5～0.8寸。可灸。

》神准找穴Step by Step

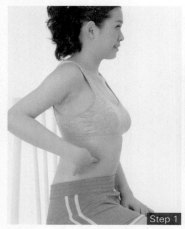

Step 1

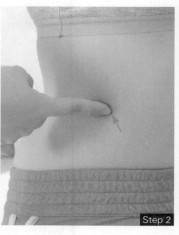

Step 2

1. 先找到腹部前排最下面那根肋骨，这根就是第十一肋。
2. 在第十一肋的尾端下，即是章门穴。

中脘穴 Zhongwan

位于上腹部，剑突与肚脐连线的中点，即上腹部中心。

功效／调六腑之气。

主治／呃逆、胃痛、腹胀、呕吐、癫痫、心际、怔忡、失眠、肢冷发僵。

方法／轻轻敲打3分钟或按摩5分钟以上。

针灸／直刺0.5~1寸。可灸。

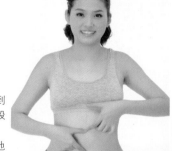
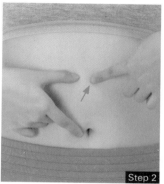

》**神准找穴Step by Step**

1. 由肚脐垂直往上摸，直到碰到骨头（剑突），这段距离用左右手各量一半。
2. 在这上腹部一半的中央地方，即是中脘穴。

Step 1

Step 2

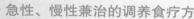

····· 急性、慢性兼治的调养食疗方

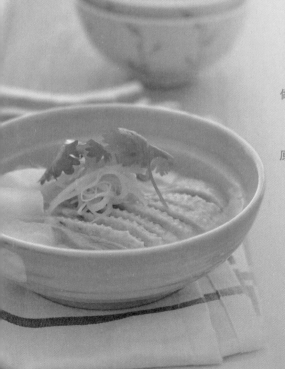

白萝卜鹅肉汤

做法｜鹅肉块，加上姜丝、少许水，煮汤，煮熟后加些盐与香菜，晚餐前吃一碗，连续喝几天，喝到不咳为止。

原理｜鹅肉，性平，味甘，能止咳化痰、和胃止渴、益气补虚，常用于咳嗽痰喘、痰液稀薄、容易感冒、大便稀烂不成形、小便不利等症。民间常以鹅肉和白萝卜一起炖汤食用，一年四季不咳嗽。

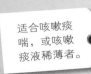

适合咳嗽痰喘，或咳嗽痰液稀薄者。

红烧海参

食材 | 鲜海参一大条，传统豆腐、葱、姜、黑木耳少许，油4大匙，酱油2大匙，糖1小匙，水半碗，太白粉半大匙，麻油半匙。

做法 | 油烧热，再切成3角形片状的豆腐，待两面煎黄时起锅，余油以葱姜爆香，加入黑木耳、糖、酱油等，再放入切成小块的海参、豆腐，烧2分钟，以太白粉做勾芡，再淋一点点麻油，即可。

原理 | 海参，性温，能充血脉、补益精髓、壮阳具、摄小便，主治痰涎过多、虚火上炎、大便燥结、阳痿、早泄等。

气喘、过敏&其他难题常出现，照样解决没问题！

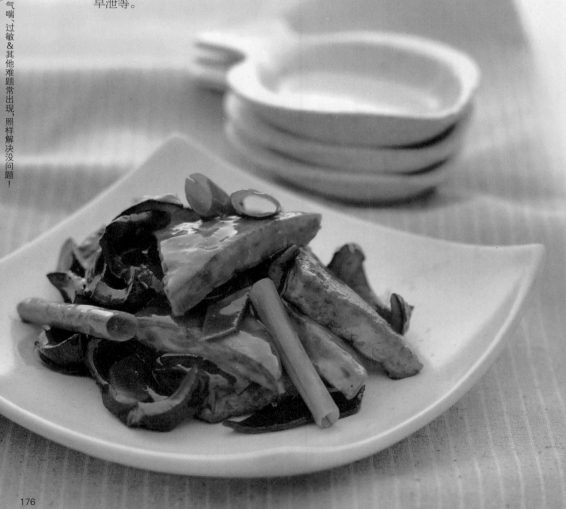

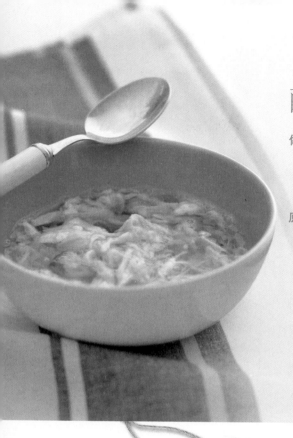

醋蛋

做法 | 陈米醋约120ml，小火煮滚后，将鸡蛋打破，蛋清倒入醋中，数分钟后即可食用，一次吃完，吃时加一点点盐，每日1～2次，连续吃几天，吃到不咳为止。

原理 | 《本草备要》曰："醋，性味酸温，可散瘀解毒，下气消食，开胃气，散水气，治心腹血气痛，产后血晕，症结痰癖，黄疸痈肿，口舌生疮，损伤积血，谷鱼肉菜蕈诸虫毒，惟多食伤筋。"

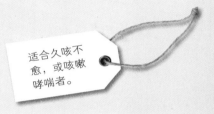

适合久咳不愈，或咳嗽哮喘者。

适合肺热咳嗽、干咳、虚劳久咳者。

柿饼

做法 | 咳嗽者可在每餐后吃两个柿饼，连续吃几天，喝到不咳为止。

原理 | 柿饼可润肺、通肠、止咳，主治劳嗽干咳、便秘。柿饼含有丰富的营养成分，如：蛋白质，果糖果胶，鞣酸，胡萝卜素，葡萄糖，钙，锰，磷，维生素A、C等。

《本草备要》曰："柿干，性涩平，味甘，脾肺血分之药。健脾涩肠，润肺宁嗽，而消宿血。治肺痿热咳、咯血反胃、肠风痔漏。忌蟹"

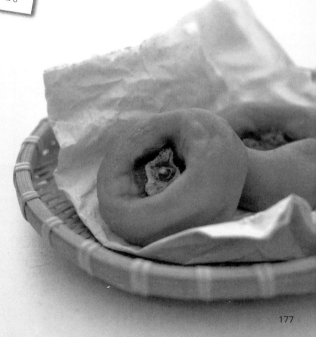

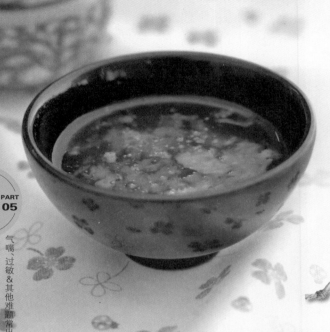

燕窝

做法 | 购买信誉良好公司出品的燕窝，每日喝一瓶，连续喝几天，喝到不咳为止。

原理 | 《本草备要》曰："燕窝，甘淡平，大养肺阴，化痰止咳，补而能清，为调理虚劳之圣药，一切病由于肺虚，不能肃清下行者，此皆可治之。且能开胃气，润大小肠，止劳痢，益小儿痘疹。"

> 适合肺虚久咳、干咳，或咳嗽且便秘者。

雪蛤膏

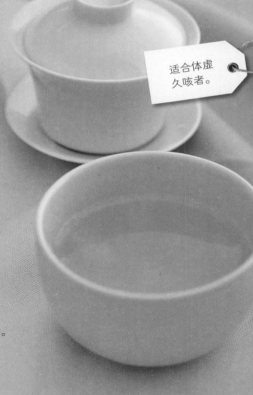

> 适合体虚久咳者。

做法 | 1. 雪蛤膏，乃东北蛤士蟆冬眠前所储藏的营养物质，滋润肺胸，营养丰富，可至大超市购买信誉良好公司出品的瓶装礼盒，连续喝几天，喝到不咳为止。

2. 到大的干货市场购买雪蛤膏时，一定要先用滚水浸泡过一小时，倒掉浸泡的水，再加入新的滚水与姜汁，才能祛除雪蛤的腥味，并以小火煲半小时，再换冷水浸泡，拣去黑色的杂质。清洁后的雪蛤膏隔水炖，以保存其营养成分，大约再用小火煲1～2小时即可。

原理 | 雪蛤，性平，味甘咸，有养阴润肺、益精补肾、美容滋补之功，生长在北方极寒的森林中，形似蛤而名之。

＊注意事项：感冒咳嗽初起者，大便稀烂无胃口者都不宜食用。

羊奶

做法 | 每天喝3次热的鲜羊乳，或羊奶粉泡的羊乳，每次喝一杯，大约200～300ml，连续喝几天，喝到不咳为止。

原理 | 羊乳，性温，味甘，能润肺补虚、止咳定喘。《本草备要》曰："羊乳，甘温，补肺肾虚，润胃脘大肠之燥，治反胃、消渴、口疮、舌肿。"

适合久咳不愈、体虚咳嗽、老人咳喘，或容易过敏咳嗽者。

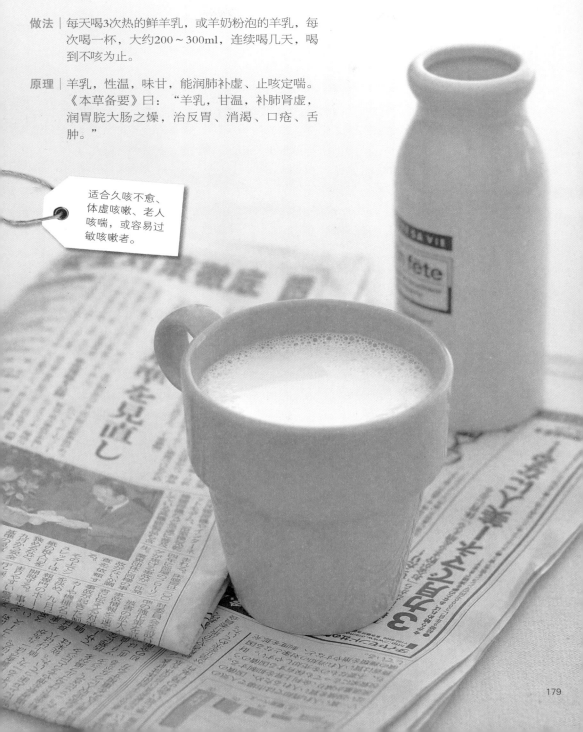

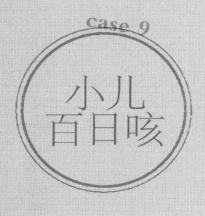

case 9

小儿百日咳

百日咳，为百日咳杆菌所引起的一种急性呼吸道传染病，大多数发生在5岁以下的儿童或新生儿，主要是因为杆菌透过飞沫传播，进入容易感染者的呼吸道后，在气管与支气管黏膜上繁殖，并释放出大量内毒素，使黏膜发炎，产生大量脓性渗出液，引起痉挛性咳嗽。

如今百日咳已较少见，全赖预防注射的实施周全。如果你的孩子没有注射预防疫苗而持续咳嗽，或咳嗽时脸色发青，就要去看医生，千万不要擅自给孩子吃止咳药，以免痰卡住气管，发生意外或危险。

急性期的神效敲打或按摩方

中府穴
Zhongfu

位于胸前壁的外上方，云门穴下一寸，平第一肋间隙，距前正中线6寸，即胸部左右上角浅凹。

功效／补肺、止咳。

主治／咳嗽、哮喘、肩背痛、胸痛、呕逆、腹胀、浮肿。

方法／轻轻敲打3分钟或按摩5分钟以上。

针灸／向外斜刺0.5～0.8寸。不可向内侧深刺，防伤及肺脏。可灸。

》神准找穴Step by Step

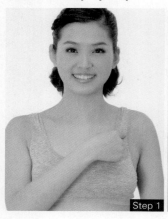

Step 1

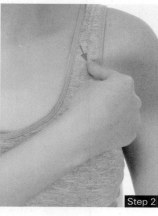

Step 2

1. 由前颈根往下先找到第一肋下缘的浅凹。
2. 由此浅凹的并行线，向左或向右，约正中线至腋纹的3/4处，即是中府穴。

＊正中线：指的是身体左右对半的地方。

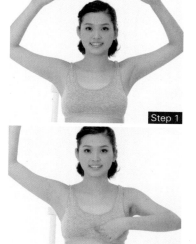

Step 1

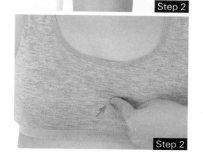

Step 2

Step 2

膻中穴 Tanzhong

在前正中线上，两乳头连线之中点，相当于平第5肋间隙处。

功效 / 清热、消炎。

主治 / 咳嗽、打呃不止、气喘、胸闷、气虚、心肺疾病等。

方法 / 轻轻敲打3分钟或按摩5分钟以上。

针灸 / 沿皮刺0.3～0.5寸。可灸。

》神准找穴Step by Step

1. 男性直接取两乳中点，女性因乳房形状不一，必须举高双手来找比较准。
2. 再取两乳头连线的中点处。
3. 或是由锁骨中心点往下数第六个浅凹处，即是膻中穴。

急性、慢性兼治的调养食疗方

冰糖大蒜汁

适合久咳、小儿百日咳者。

做法 | 大蒜5瓣，去膜切片，加一大匙冰糖，用热开水泡在瓷碗中2小时，再以温开水冲服，每次一匙，每日2～3次，连续喝几天，喝到不咳为止。

原理 | 1. 大蒜，其性温，味辛，能解毒、健胃、杀虫。据现代研究，大蒜有杀菌、消肿、健胃、祛风、通窍、下气、解毒等功效。

2. 冰糖乃是将砂糖溶解成饱和的砂糖溶液，使其在恒温之下慢慢结成晶块，其蔗糖纯度很高（超过99.9%）。冰糖有滋润、止痛的作用。

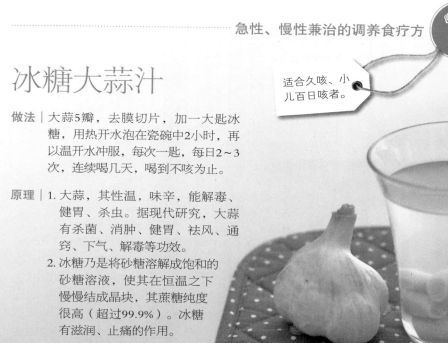

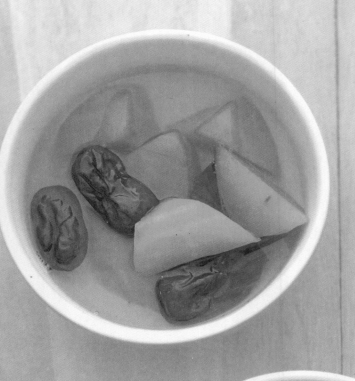

适合小儿百
日咳者。

胡萝卜汤

做法 | 胡萝卜一根，洗净不削
皮，切块；红枣七颗，
将皮划开。上述煮汤，
加一点点盐，每次饭后
喝半碗，连续喝几天，
喝到不咳为止。

原理 | 胡萝卜，性微温，味辛
甘，能祛痰、健胃、明
目、润肤、益发、驱
虫、防癌。

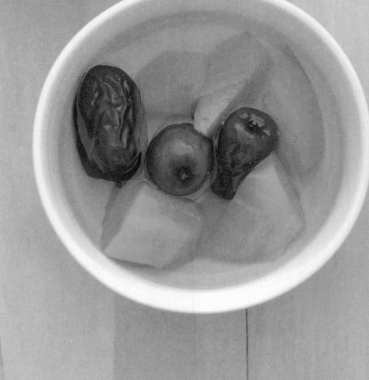

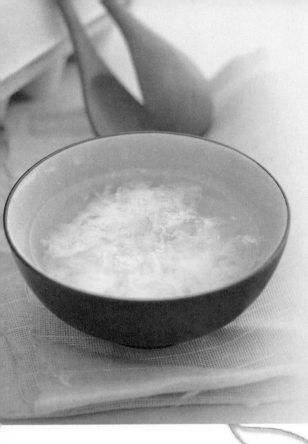

冰糖鸭蛋

做法 | 青壳鸭蛋数个，冰糖一包。取出一个鸭蛋的蛋清，一小匙冰糖加一点点冷水溶化，将鸭蛋清及冰糖液放入玻璃杯或碗中，以滚烫热开水冲之，再缓缓温服。每日早晚各一次，连续喝几天，喝到不咳为止。

原理 | 蛋清有滋润呼吸道的作用。冰糖有滋润、止痛的作用。

适合久咳声哑、小儿百日咳者。

适合小儿百日咳者。
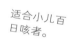

栗子冬瓜茶

做法 | 生栗子一包，冬瓜糖一块，带须的玉米3个。将5个栗子稍微划开几道，加上捣碎的冬瓜糖3汤匙，玉米须3束，放入小锅中，加水7分满，煮滚后，再滚5分钟，每次温温地喝一汤匙，一日3次，连续喝几天，喝到不咳为止。

原理 | 1. 栗子性温，味甘，入脾、胃、肾经，能健脾补肾，强筋活血，常用于虚弱体质的改善、瘀血肿痛和腰腿疼痛。
2. 冬瓜，性微寒，味甘，能镇咳祛痰、泻热消暑、益脾化湿、散热毒、利二便、消水肿。
3. 玉米须，性平，味甘，能利水通淋、止血、降血压，常用于"三高"症、糖尿病与肾病。

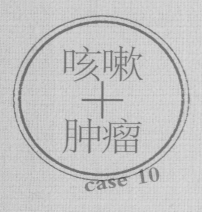

咳嗽
十
肿瘤

case 10

有一位汉声电台的女主持人，只要节目进行久一点，就时常干咳，没多久就因为肺癌过世了。无独有偶，一位录音室工程师，前不久也得了喉癌。此外，我在教育电台工作的张姓好朋友，年初也得了良性的甲状腺肿瘤。

我诚心建议，凡是长时间在封闭的环境工作者，一定要多到花园或植物多的地方运动，并常自我按摩身体，敲打胸部，多吃海带、荸荠、莲藕、绿色果蔬等，才能避免肿瘤盯上你。同时，咳嗽患者若伴随体重减轻的现象，应注意是否有肺结核、肺癌等问题。

─────────────── **急性期的神效敲打或按摩方**

尺泽穴
Chize

位于手臂内侧，微屈肘，肘横纹上，肱二头肌腱桡侧，即手肘内侧大筋旁。

功效／去瘤、止咳。

主治／咳嗽、气喘、咽喉肿痛、扁桃腺炎、支气管炎、流行病、肩臂痛、乳房肿块、皮肤过敏而痒、膝盖内侧痛、中风半身不遂、小儿惊风。

方法／轻轻敲打3分钟或按摩5分钟以上。

针灸／直刺0.5～1寸。可灸。

》神准找穴Step by Step

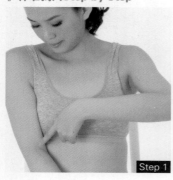

Step 1

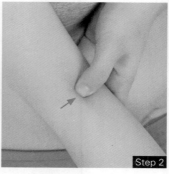

Step 2

1. 先找到手肘内侧横纹中的大筋。
2. 在大筋外侧的凹陷处，即是尺泽穴。

太冲穴 Taichong

位于足背，当第一跖骨间隙的后方凹陷处，即脚背大趾与第二趾缝往上足背大凹处。

功效／解压、消肿。

主治／咽喉干痛、头痛、眩晕、目痛、胃肠疾病、疝气、胁痛、癫痫、下肢痛痹、遗尿、小便不利、水肿、月经过多、下肢痿痹。

方法／轻轻敲打3分钟或按摩5分钟以上。

针灸／直刺0.5～0.8寸。可灸。

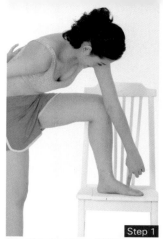

Step 1

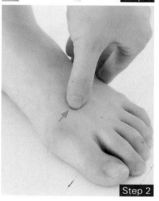

Step 2

》**神准找穴Step by Step**

1. 先找到脚背。
2. 由第一、二脚趾缝往上摸，直到碰到骨头，骨头前面的凹陷处，即是太冲穴。

急性、慢性兼治的调养食疗方

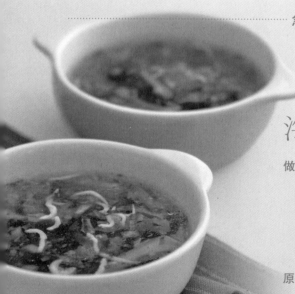

海藻汤

适合热咳痰结者。

做法｜至干货店或超市购买海藻煮汤。锅中放一半的水，水滚后，加入一大匙榨菜丝煮2分钟，再放入2大匙吻仔鱼、一些碎青菜、半碗量海藻及少许盐，煮滚后就可以起锅了。连续喝几天，喝到不咳为止。

原理｜海藻，性寒，味咸，能软坚消痰、利水泄热，对身上有硬块的人最有帮助。

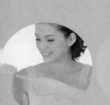
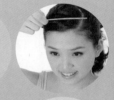

PART 06
感冒、咳嗽、呼吸道气喘，
通通治有妙招！

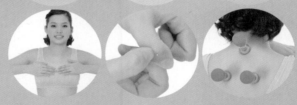

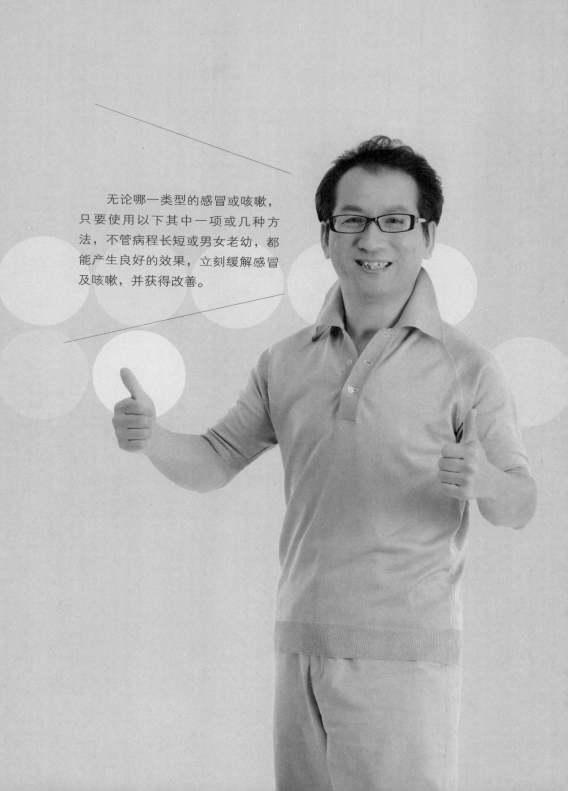

无论哪一类型的感冒或咳嗽，只要使用以下其中一项或几种方法，不管病程长短或男女老幼，都能产生良好的效果，立刻缓解感冒及咳嗽，并获得改善。

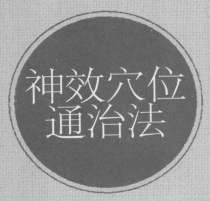

神效穴位通治法

找对穴位位置，施以适当的力道按压，不但能调节人体的免疫力，让人不易生病，同时还可促进血液循环，旺盛内脏机能。

在WHO世界针灸学会的论文中指出，刺激穴位，可通过身体的神经系统、神经—体液系统、神经—内分泌—免疫系统等三大平衡系统，对全身产生调整、镇痛、增强免疫和促进组织修护等四大作用，来实现健康。换而言之，刺激穴位，可迅速帮助血液循环，消炎散肿，止痛解痉，提升内脏机能，刺激腺体的分泌，增加红白血球的数量，快速地阻止细菌与病毒的繁殖。

因此，以下将几个自古到今最常用也最有效的穴位，与各位读者分享。你可通过敲打、指压或按摩随时随地来预防或改善身体各式各样的症状。只要每个穴位敲按3～5分钟，一日数次，即可发挥极大作用！

1 合谷穴

| 刺激此处能迅速止痛与强化免疫系统。

位置／第二掌骨中点旁。左右各有一穴。

主治／感冒、咳嗽、头痛、咽喉肿痛、五官疾病、婴幼儿抽筋痉挛等。

针刺与艾灸法／直刺0.5～1寸，每次30分钟，或灸10分钟。每周3～4次。

按摩法／以拇指按压或以拳头下缘肌肉敲打，每次5分钟以上，一日数次。

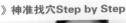

》神准找穴Step by Step

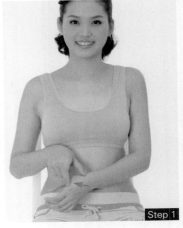

Step 1

2 委中穴

| 刺激此处能强化泌尿与免疫系统。

位置／在膝盖正后方的腘窝横纹中央。左右各有一穴。

主治／流行疫病、感冒、吐泻、急性发炎、腹腔郁血、剧痛、腰背疼痛等。

针刺与放血法／直刺0.5～1寸，每次30分钟，或以采血片点刺出血3～4滴。每周3～4次。

按摩法／以拇指按压或以拳头下缘肌肉敲打，每次5分钟以上，一日数次。

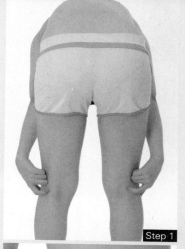

Step 1

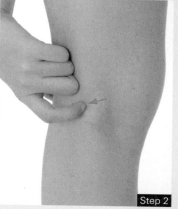

Step 2

》神准找穴Step by Step
1. 在膝盖正后面的中间区域，有凸起的部分。
2. 凸起部分的中央，即是委中穴。

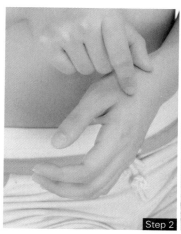

Step 2

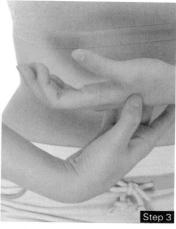

Step 3

1. 先找到食指下方的那根骨头（第二掌骨，在虎口边上），再量其头尾距离。
2. 在这根骨头的一半之边缘，即是合谷穴。
3. 记得要垂直按压才会有效，即施力方向与皮肤呈90度。

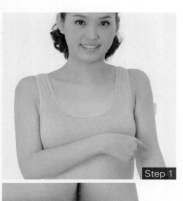

Step 1

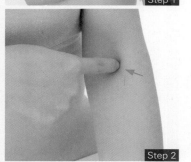

Step 2

3 尺泽穴

| 刺激此处能强化呼吸与免疫系统。

位置／在手臂内侧，微屈肘，肘横纹上，
　　　　肱二头肌腱桡侧。左右各有一穴。
主治／流行疫病、感冒、咳嗽、气喘、咽
　　　　喉肿痛、扁桃腺炎、支气管炎、皮
　　　　肤过敏、小儿惊风痉挛等。
针刺与放血法／直刺0.5～1寸，每次30分
　　　　钟。每周3～4次。
按摩法／以拇指按压或以拳头下缘肌肉敲
　　　　打，每次5分钟以上，一日数次。

》神准找穴Step by Step
1.先找到手肘内侧横纹中的那条大筋。
2.大筋外侧边缘的凹陷处，即是尺泽穴。

4 大椎穴 | 刺激此处能迅速退烧止咳。

位置／在第七颈椎棘突下（后颈根两个高
　　　　起骨头之间），约与肩齐平。全身
　　　　仅有一穴。
主治／发烧、感冒、咳嗽、颈背僵硬疼
　　　　痛、气喘、疟疾等。
针刺与艾灸法／向上斜刺0.5～1寸，每次
　　　　30分钟，每日一次。
按摩法／以拇指按压或以拳头下缘肌肉轻
　　　　轻敲打，每次5分钟以上，一日数
　　　　次。

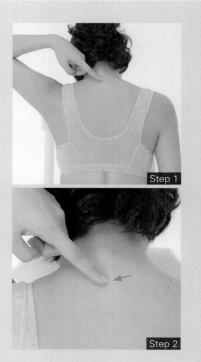

Step 1

Step 2

》神准找穴Step by Step
1.肩膀上缘并行线与后中央线交叉处有两个凸出的骨头。
2.这两个凸起骨头之间的凹陷处，即是大椎穴。

感冒、咳嗽、呼吸道气喘，通通治有妙招！

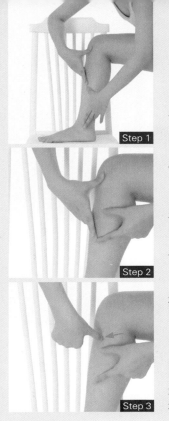

Step 1

Step 2

Step 3

足三里穴⁵

| 刺激此处能强化消化与免疫系统。

位置／膝盖外凹与外踝尖的3/16处。左右各有
　　　一穴。

主治／感冒、咳嗽、气喘、腹泻、痢疾、呕
　　　吐、腹痛、胃痛、腹胀、免疫力差等。

针刺与艾灸法／直刺0.5～1.2寸，每次30分
　　　钟，或灸10分钟。每周3～4次。

按摩法／以拇指按压或以拳头下缘肌肉敲打，
　　　每次5分钟以上，一日数次。

》神准找穴Step by Step
1. 在膝盖的外凹与外踝最高点的连线上，各取一半的距离。
2. 从上面的一半中，再取一半的距离。
3. 再从上面的一半中，再取3/4，即是足三里穴。

6 复溜穴 | 刺激此处能利水、除湿、排毒。

位置／在小腿内侧，由内踝高点旁的凹陷中
　　　（太溪穴）直上2寸（约3指宽），当跟
　　　腱之前缘。左右各有一穴。

主治／感冒发烧汗发不出来、喘逆、腹胀、水
　　　肿、肠鸣、腹泻等。

针刺与艾灸法／直刺0.5～0.7寸，每次30分
　　　钟，或灸10分钟。每周3～4次。

按摩法／以拇指按压或以拳头下缘肌肉敲打，
　　　每次5分钟以上，一日数次。

》神准找穴Step by Step
1. 由膝盖内侧下缘至内踝尖，各量一半。
2. 由下面的一半，再取一半。
3. 由最下面的一半，再取2/3靠近边缘处，即是复溜穴。

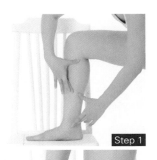

Step 1

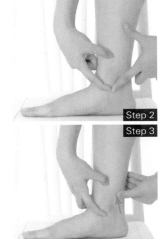

Step 2

Step 3

丰隆穴 ⁷

| 刺激此处可化痰止咳及强壮身体。

位置／在小腿外侧的一半，即由膝盖外侧凹陷至
　　　内踝高点之连线的中点。左右各有一穴。

主治／感冒、咳嗽、痰多、头痛、眩晕、哮喘、
　　　癫狂、胸痛、便秘、下肢痿痹、肿痛等。

针刺与艾灸法／直刺0.5～1寸，每次30分钟，或
　　　灸10分钟。每周3～4次。

按摩法／以拇指按压或以拳头下缘肌肉敲打，每
　　　次5分钟以上，一日数次。

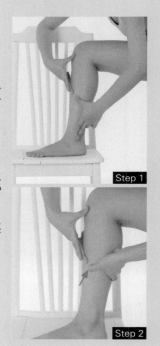

Step 1

Step 2

》神准找穴Step by Step
1. 在膝盖的外凹与外踝最高点的连线上，各取一半的距离。
2. 这一半的地方（距离胫骨约2指宽处），即是丰隆穴。

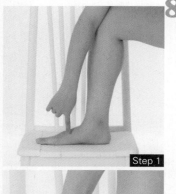

Step 1

Step 2

8 公孙穴 | 刺激此处可去痰及驱风邪。

位置／第一跖骨基底的前下缘凹陷处，赤白
　　　肉际上，左右各有一穴。约脚底内侧
　　　面中点前缘。

主治／风邪、冷邪、热邪、痰饮、心悸、虫
　　　患、湿注等引起的不适。

针刺与艾灸法／直刺0.5～0.8寸，每次30分
　　　钟，或灸10分钟。每周3～4次。

按摩法／以拇指按压或以拳头下缘肌肉敲
　　　打，每次5分钟以上，一日数次。

》神准找穴Step by Step
1. 在脚底内侧约1/3处。
2. 可发现一个凹陷处（骨头前缘），即是公孙穴。

9 后溪穴

| 自古即为预防传染疫病的要穴。

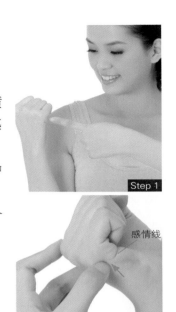
Step 1

Step 2
感情线

位置／微握拳，尺侧，第五掌指关节后缘，横纹头赤白肉际，左右各有一穴。约在感情线尾端。

主治／伤寒感冒汗不出不能解、头疼、火眼肿大、周身疼痛、腮肿、咽喉痛等病。

针刺与艾灸法／直刺0.5～0.7寸，每次30分钟，或灸10分钟。每周3～4次。

按摩法／以拇指按压或以拳头下缘肌肉敲打，每次5分钟以上，一日数次。

》神准找穴Step by Step

1.微握拳，先找到感情线。
2.在感情线的尾端凹陷处，即是后溪穴。

曲池穴 10

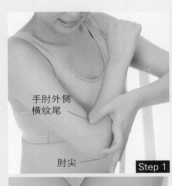
手肘外侧横纹尾
肘尖
Step 1

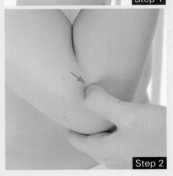
Step 2

| 刺激此处可退烧、消炎、止痛。

位置／在手肘外侧，屈肘，当肘横纹外端凹陷处，为尺泽穴与肱骨外上髁连线之中点，左右各有一穴。

主治／感冒、发烧、发炎、疼痛、麻痹、中风、手挛筋急、疟疾等。

针刺与艾灸法／直刺1～1.5寸，每次30分钟。每周3～4次。

按摩法／以拇指按压或以拳头下缘肌肉敲打，每次5分钟以上，一日数次。

》神准找穴Step by Step

1.先找到手肘外侧的横纹及肘尖。
2.手肘横纹尾端与肘尖之间的凹陷处，即是曲池穴。

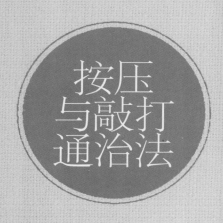

按压
与敲打
通治法

通过按压或敲打各内脏器官在人体的反射区，如手足等部位，可以提高人体免疫力，帮助排除体内有害物质及毒素，达到一定的保健和治疗作用。

按压1 按压双手反射区

1. 按压手心来防治感冒与止咳

· **肺区**（约小指根和掌根的中间部分）；
· **后咽区、气管、喉头区、声带**（食指根与大拇指根之间的部分）；
· **肺尖、支气管**（食指和中指之间缝隙往下，在感情线下缘）；
· **胃区**（生命线1/3周围），有助消化系统功能，并减少生痰；
· **脑区**（大拇指），可刺激脑部协调各系统。

方法 每区按压3分钟，每日2～3次，直到痊愈。

后咽区、肺尖

食道、气管

胃　　　　　支气管

大脑

小脑　　　　　肺脏

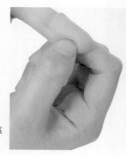

按压脑区（大拇指），可刺激脑部协调各系统。

2. 按压手背来防治感冒与止咳

· **口腔**（合谷穴周围）；

· **胸椎区**（食指下方的拳眼周围）；

· **上背区**（第二掌骨上方）；

· **咽喉区、颚扁桃体**（大拇指第二节
　中间部分）。

方法 每区按压3分
钟，每日2～3次，直
到痊愈。

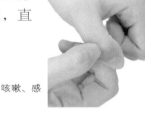

按压咽喉区、颚扁桃体，咳嗽、感
冒通通跑光光。

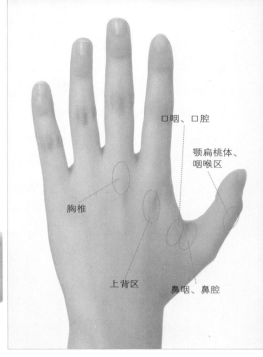

口咽、口腔

颚扁桃体、
咽喉区

胸椎

上背区

鼻咽、鼻腔

按压2 按压双脚反射区

1. 按压脚底来防治感冒与止咳

· **脑区**（脚大趾）。
　先按摩脑区，再按摩以下部位：

· **肺区、气管**（第二、三、四趾下
　方约占1/6脚底部分）；

· **食道和气管**（大趾下缘中间部
　分）；

· **胃区**（大趾下方约脚底1/3处）。

方法 每区按压3分钟，每日2～3
次，直到痊愈。

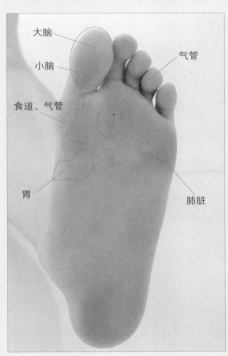

大脑

小脑

气管

食道、气管

胃

肺脏

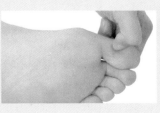

先按摩脑区，再按
摩其他部位。

2. 按摩脚背来防治感冒与止咳

· **淋巴反射区**（足背最高点中间部分、5个脚趾缝上缘）；
· **喉、气管**（大趾和二趾之间缝隙往上的足背部分）；
· **胸**（第二、三、四趾往上足背1/3部分）。

方法 每区按压3分钟，每日2～3次，直到痊愈。

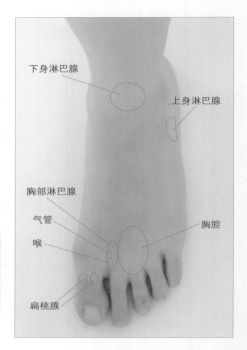

下身淋巴腺
上身淋巴腺
胸部淋巴腺
气管
喉
胸腔
扁桃腺

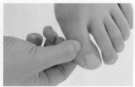
按压淋巴反射区，止咳润肺真简单。

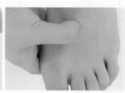
按压胸区，远离呼吸道反复感染。

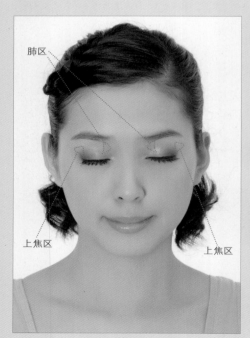

肺区
上焦区
上焦区

按压3 按压眼眶

按压眼眶来防治感冒与止咳

· **上焦区**（上眼眶外角1/6区域）；
· **肺区**（上眼眶内侧5/6区域）。

方法 每区的内眶与外眶均按压1分钟，每日2～3次，直到痊愈。

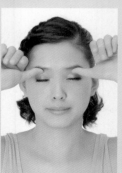
按压眼眶酸痛的区域，可以改善呼吸道不适。

感冒、咳嗽、呼吸道气喘，通通治有妙招！

内经曰："五脏六腑之精气皆上注于目"，如联系目系的经络有足厥阴肝经、足阳明胃经、手少阴心经等，而到达眼睛周围的经络有任脉、阴跷、阳跷、足少阳胆经、足太阳膀胱经、手太阳小肠经、手少阳三焦经。当我们体内有任何系统的问题时，在眼睛的周围都会有瘀滞的循环，因此在眼眶的内外找到"酸或痛"的区域，加以按压30秒～3分钟，就可立即疏解任何呼吸道的不舒服症状。

按压4 按压耳穴

1.按压耳穴来防治感冒与止咳

- **耳中区**（耳轮脚）：主治气逆、咯血。
- **轮1-6**（在耳轮上，自耳轮结节下缘至耳垂下缘中点划为五等分，共六穴，由上而下依次为轮1、轮2、轮3、轮4、轮5、轮6，主治上呼吸道感染、发烧、扁桃腺炎。
- **角窝区**（三角窝中中间1/3部分）：主治哮喘。
- **咽喉区**（耳屏内侧上1/2处，在内层靠近耳洞处）：主治咽喉炎、声音嘶哑、扁桃腺炎。
- **肺区**（耳甲腔中央周围）：咳喘、胸闷、皮肤痒、声音嘶哑等。
- **肾区**（对耳轮上、下脚分叉处下方）：主治肾疾、咳喘等。

方法 每区按压3分钟，每日2～3次，直到痊愈。

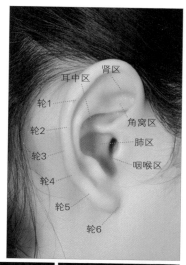

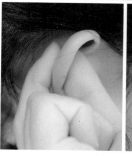

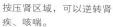
按压肾区域，可以逆转肾疾、咳喘。

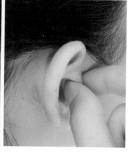
按压咽喉区，赶跑咽喉炎、声音嘶哑、扁桃腺炎。

2. 两指揉搓耳朵运动

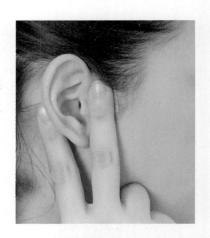

方法 两手食指同时置于左右耳后，中指亦放在左右耳朵前面，然后上下揉搓耳前和耳后每一寸的地方，大约36次（上下来回算一次），每日2～3回。

按压5 握拳以虎口敲打胸部

1. 按压脚底来防治感冒与止咳

- **敲胸口**：此乃膻中穴所在，为气之所会，俗称中丹田是也。刺激此处能加强心肺功能，防治感冒与清痰止咳。
- **敲胸部左上角及右上角**：此乃肺部经络起点，有中府穴、云门穴，且这里是肺腔顶端，刺激此处更能增强整个呼吸道的共振效果。
- **敲打手臂内侧**：此乃人体肺部经络所经过的路线，可马上使呼吸系统达到共振作用，因此不管任何种类的咳嗽，敲后会立即感到鼻子畅通，呼吸改善，咳嗽也立刻减轻了。

方法

1. 右手微握拳，轻敲胸口。
2. 右手微握拳，用拳头上的虎口用力敲打胸部左上角的凹窝约3分钟
   ＊身体越好，或病情较轻者，轻敲几下就会自动咳嗽，病情较重、抽烟或肺功能差者，甚至要敲5分钟以上才会咳嗽。
3. 敲完胸部左上角，再沿着左肩膀内侧、左手臂内侧（向外约1/3沿线）往下敲打按摩，一直拍到左大拇指内侧边缘为止，每次至少拍打5～10分钟。
   ＊敲打的力量必须要能感觉到酸痛，且要有弹性，才有效果。

4. 换边依相同方法敲打胸部右上角，以及右肩膀内侧、右手臂内侧（向外约1/3沿线），往下敲打按摩，一直拍到右大拇指内侧边缘为止。

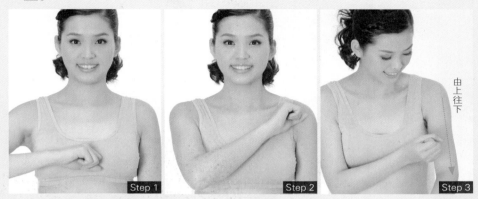

Step 1　　　　　　Step 2　　　　　　Step 3

由上往下

　　若是小朋友被敲打，多半会哇哇大叫或哭哭啼啼，但只要忍耐一下，这种有弹性的敲经法，对患者只有好处，并不会打到淤青，而且效果立现，甚至比吃药更快治好咳嗽的问题。

按压⑥ 按摩后背心

· **身柱穴**（第三胸椎棘突下）：
为常用强壮穴，能改善虚弱生病体质，尤其幼儿的久咳不愈。

· **肺俞穴**（第三胸椎棘突下往左或往右2指宽处）：为治疗呼吸系统的要穴，主治各式各样的肺病、咳嗽或气管发炎。

方法 每穴按压5分钟，每日2～3次，直到痊愈。

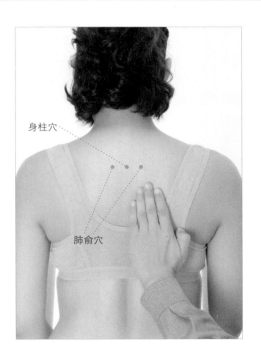

身柱穴

肺俞穴

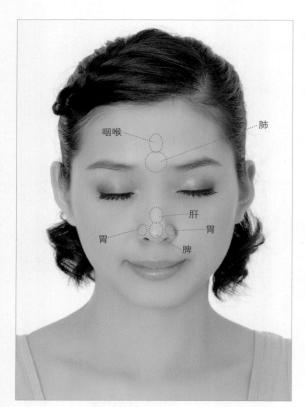

咽喉

肺

肝

胃

胃

脾

按压**7** 按摩面部

按压耳穴来防治感冒与止咳

· **眉心：** 主治肺部疾患。
· **眉心上缘：** 主治咽喉疾患。
· **鼻子及其周围：** 主治肝胃疾患。

方法 每区按压3分钟，每日2～3次，直到痊愈。

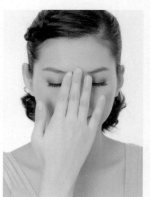

按压眉心，可以改善肺部不适。

按压**8** 按摩腹腔

　　按摩名师曹龙医师结合多年的中西医行医经验所创立之"心法按摩"中，将整个腹部分为9个区域，是对应九宫八卦阵，每一格主管不同器官与部位，深层按摩即可达到充分排便解毒，以及间接帮助祛痰止咳的效果。

方法

　　按摩图上的数字，每一区用5指尖深深地按压（双掌叠在一起），例如第四区就缓慢地按压4下，第一区就按压1下，依此类推。每日做2～3次，持续做到大便畅通，且每次都能解出长条的、褐黄色的大便，这就表示你的身体越来越健康，越不会容易感冒。

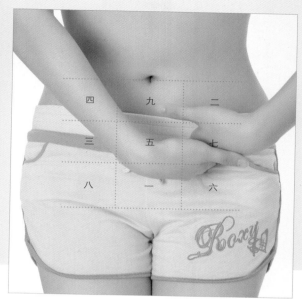

四	九	二
三	五	七
八	一	六

按压 9 按摩心肺穴

由张颖清先生首先发现的"第二掌骨侧全息穴位"（心肺穴），对身体的保健非常方便与有效。第二掌骨侧包括了第二掌骨及肌肉、桡神经、血管掌浅支及含有大量神经末梢的皮肤。

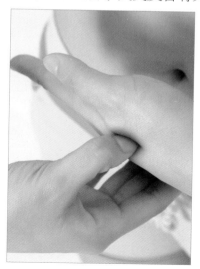

- **位置：** 食指掌指关节桡侧后凹陷处和第一掌骨、第二掌骨根部交界处的连线上1/4处。
- **对应的部位或脏器：** 肺、心、胸、乳腺、气管、食管、背。

方法 本穴按摩数分钟，每日2～3次，直到痊愈。

刮痧
通治法

刮痧是中国传统的自然疗法之一，就是利用牛角、玉石等刮痧器具，在皮肤相关部位刮拭，以达到疏通经络、防病治病的作用。

　　刮痧，这种传统的民俗疗法迅速有效，尤其对于热结体内所引起的疾病与危险，往往马上能救人一命。它具有调解人体生理功能，活络气血，疏经通脉，消瘀止痛，平衡阴阳等作用，更具有无毒且副作用少的优点。这是因为古时候的医疗不是那么方便，因此老一辈的人经由传承，当家中老小的身体有任何不适时，就会使用牛角、梳子、汤匙或铜钱沾些水或油膏，来立刻减轻身上的病痛。

咳嗽的刮痧法

　　按照经络的走向，依序为后颈部两侧（由上往下刮）、上背心两侧（由上往下刮）、手臂内侧（由上往下刮）、手臂外侧（由下往上刮）、腿部后侧（由上往下刮）等部位顺序来实施，每区3～5分钟，每日一次，直到痊愈为止。

注意事项／

1. 刮痧前得先喝一杯温开水，以利代谢废物。记得不可来回刮，会使体内气血紊乱。
2. 刮痧手法属于"泻法"，不适合虚弱怕冷、心脏病、肺气虚易喘、苍白、唇白、常腹泻的人。
3. 刮痧时，不宜使用发凉的精油，以免增加心脏麻痹或休克的危险。
4. 刮痧时，最好顺着14条经络的走向来实施，不仅效果迅速，且较不会发生危险。

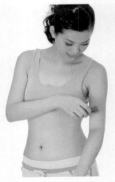
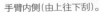
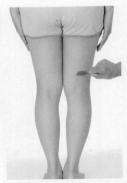

手臂内侧（由上往下刮）。　　腿部后侧（由上往下刮）

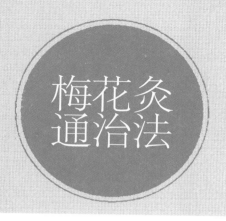

梅花灸通治法

艾灸，为运用易燃的艾粒或艾条等在经络穴位或患病部位进行熏烤，借由药物温热的刺激，达到温通气血、保健养生的功效。

特别适合容易感冒，咳嗽且体质虚冷的朋友，由于艾草能打通12经络，具有逐寒、除湿、温暖、开郁化闷及调和气血的作用。

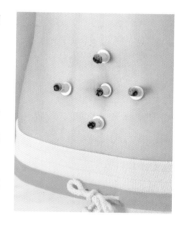

方法

梅花灸是以肚脐为中心点，其上下左右及肚脐各点一个艾粒，每日一次，建议连续做两个星期。休息一星期，再做二个礼拜。以此类推，一次疗程总共两个半月，直到体质转好。

注意事项／

1. 在施灸期间，若有口干舌燥等火气大的现象，可暂停数日，并多吃水果即可平衡。
2. 若有发烧、喉咙痛、发炎等内热现象，应马上停止。

超简单！梳头皮，呼吸道疾病不再来

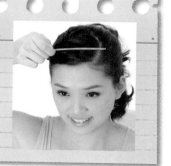

用牛角、羊角、木头等天然材质的梳子，梳理每寸的头皮，能刺激脑部，带动体内所有的系统，促进新陈代谢，改善身体疲劳的状况，避免感冒或咳嗽。每次梳5～10分钟，一日2～3次，头发将越来越漂亮、茂密。

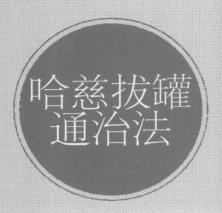

哈慈拔罐
通治法

哈慈五行针为一种不刺破皮肤的针灸拔罐器具，完全消除了患者对针刺的恐惧感，为无创伤、无痛苦的自然疗法。

感冒、咳嗽、呼吸道气喘，通通治有妙招！

　　哈慈五行针是根据拔罐原理所发明的一种特殊拔罐器，杯上有一个像小气球囊的塑料空气吸力物，除了一般拔罐器的杯口吸附效果，又多了像针刺激的磁性尖状物。操作很简单，只要将小气球囊捏紧，将杯口往皮肤一罩，再松手就可吸附在皮肤上。

前胸加后背调理法

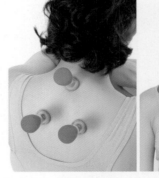
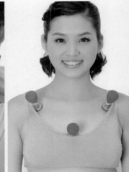

1. 取三个罐子分别罩在后颈根（大椎穴）、第三胸椎左右两侧（在上背心，左右肺俞穴），每个约吸附5分钟后，将罐子的球形物稍用手指一捎，即可使罐子脱落。

2. 或将三个罐子分别罩在胸部左上角（左云门穴），胸部右上角（右云门穴），以及胸口部位（两乳连线的中点处是膻中穴），同样每个约吸附5分钟后，将罐子的球形物稍用手指一捎，即可使罐子脱落。

3. 每天施行一次，直到痊愈为止。一天做前胸，一天做后背，交叉运用，效果较好，皮肤也恢复得快。

注意事项／

1. 拔罐后皮肤会有淤青的现象，若超过一星期皮肤瘀青状况一直未消除，那表示患者气血皆虚，修护速度太慢，要赶紧调补身体。

2. 若皮肤上出现小水泡不要弄破，身体几天就会吸收掉。若为大水泡，则用消毒后的针刺破，将泡内液体导出，再用紫药水擦拭消毒。有水泡代表体内潮湿，体液代谢差，痰多。

3. 拔罐手法属于"泻法"，不适合虚弱、心脏病、孕妇、皮肤有伤口、水肿及容易出血者。

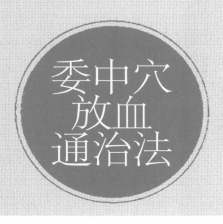

委中穴放血通治法

放血疗法多半应用于民间应用，在一定的部位上放血，能疏通气血，缓解病情。又可从血液的颜色及浓度来判断病情，容易流出且颜色鲜红者，病情较轻，反之，则较重。

　　若看了医师吃了药，仍然咳嗽不止，或一再感冒发烧，可在"委中穴"（即膝盖正后方突起肌肉的中央处），先以酒精棉片消毒干净，再以采血片快速地浅刺皮肤，并挤出3～5滴血，此时体内的邪热，就会从这"出口"释放出来，不再继续发炎。

　　吃药打针一般得经过胃肠等消化系统吸收整合，再通过肝解毒等繁复的过程，才能运送到病处与细菌病毒对抗，这需要一段相当长的时间，远远比不上在穴位放血，可"立即"将"血热"疏导出来，这是最快疏导发烧的方法。

方法

　　放血前，需将委中穴的周围按摩一下，促进周边血液循环，以利血液流出来。一般而言，每天进行一次，直到不再发烧为止。除非烧得很厉害（超过40℃），可早晚各做一次。

　　因为采血片为抛弃式，其尖端呈三角形，不至于刺得过深，顶多在皮肤增加一个极小的伤口。采血片与酒精棉片在药房均有销售，非常方便。

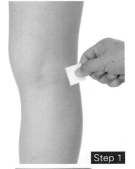

Step 1

注意事项／
　　放血法不适合止血功能不佳、免疫功能低落、容易受惊吓或太虚弱者，如糖尿病、血友病、严重贫血等。

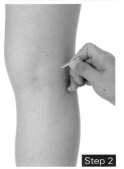

Step 2

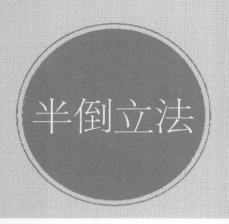

半倒立法

半倒立能畅通上呼吸道，同时刺激脑部产生足够的脑内吗啡、干扰素等，达到祛痰止咳的目的。

短时间的半倒立，会刺激脑部产生脑内啡肽，其消炎镇痛的效果非常好，此动作能调整人的气血循环，刺激身体核心，尤其是脑中心，迅速产生变化，如分泌较多的脑内啡肽、干扰素等有益健康的激素，使感冒或咳嗽能快速好转起来。

方法

躺在床上或地板，不用枕头（以免动作时扭到颈部），用双手撑起腰与双脚，将下半身直立在半空中，熟练时再放开双手，将双臂往左右撑住身体，保持3分钟。

感冒或咳嗽的人一日之间每隔3～4小时做3分钟，你会发觉病好得超出原先的预期。这种方式即所谓"上下交换"，阴阳平衡也，看起来似乎很难，其实做起来很简单。多练习几次，就很容易上手。

注意事项／

不用担心血压太高或年纪太大等问题，因为只要是在平坦的地方来做，像床垫或榻榻米上都很安全。此外，3分钟的时间，一般来说，是不会有什么副作用的，因为通常做了1分钟，坚持不住的人就会躺下来，并不会有脑充血的问题。

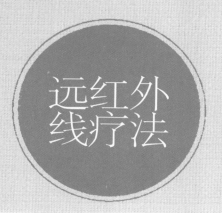

远红外线疗法

照射远红外线可以缓和心理的疲劳，提高抵抗力，加强血液循环，以及减轻腰痛、冷症、风湿等症状。

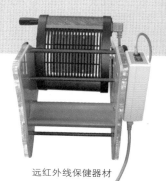

远红外线保健器材

照射远红外线后，人体会大量出汗或排尿，清出许多体内不好的东西。太阳光线大致可分为可见光及不可见光。在不可见光中，波长介于0.8～1000微米之间的称为"红外线"，而4～1000微米波长的则称为"远红外线"，人类的肉眼无法看到，但可以察觉到它的存在，如觉得温暖、麻麻的、能量提升等。

当远红外线照射在皮肤表面时，由于分子本身不断在振动，被照射的部位局部温度上升，使微血管扩张，达到促进微循环的作用。远红外线能扫除人体中瘀血等代谢障碍、促进酵素的生成，使体内的毒素、老废弃物、有害物质及水分，由汗腺或泌尿系统排出体外。

照射时间

身体健康的人所需的时间及次数较少，如每周2～3次，每次30分钟；体弱多病、怕冷或疲劳的人则需要较长的照射时间与次数，每天照1次，每次40分钟，一个疗程建议3个月。

注意事项／

1. 照射部位一定要裸露出来，换而言之，即必须脱掉衣服，使皮肤暴露在远红外线下，才能产生共振作用，进而使全身的微循环系统转佳。

2. 照射的前、中、后最好以小口小口的方式多喝些常温的白开水，因为远红外线是利用体内的水分子引起共振，体内水分子充足，更能达到促进推动气血循环的力量。

3. 太饿或太虚弱者不适合远红外线疗法；使用后无须马上冲洗，请先擦干身体，等身体再作用一段时间的气血共振后，约半小时后再洗澡。

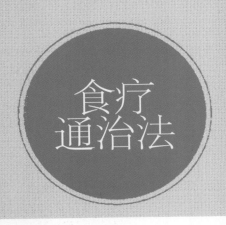

食疗
通治法

食疗，即通过食物达到调养机体的功能，使身体获得健康或养生保健的自然疗法。
与药物相比，食疗为一种比较理想且有效的医疗保健方式。

中医很早就认识到食物不仅能供给营养，而且还能祛病疗疾。在此提供一些简便有效的食疗，相信对感冒或咳嗽的民众大有帮助。

1. 乌梅汤

感冒或咳嗽时，可喝乌梅汤改善。因为乌梅汤的酸能入肝作用，消除身体的疲劳，促进新陈代谢，抑制细菌和病毒。它的收敛作用，能止咳止泻。

方法

乌梅3颗（中药房购买）、白糖一大匙、水4碗，煮滚即可，一日当中分4次喝。

平日多喝乌梅汤，可增加抗菌力，治病健身。

2. 核酸食物

感冒或咳嗽患者如欲迅速恢复自身的免疫力，需要较多且质优的DNA，因为它们能修补组织，更新细胞，因此应该多摄取富含DNA（核酸）的食物，如蓝藻、豆花、核桃、海苔、海带、海藻、鱼卵、小干白鱼、柴鱼片、小沙丁鱼、虱目鱼、鲍鱼、海参、海蜇皮、香菇、啤酒酵母粉等。以上这些食物较为营养，建议有"三高症"的朋友食后散步一下为佳。

海苔能增强细胞免疫和体液免疫功能，有效提高人体的免疫力。

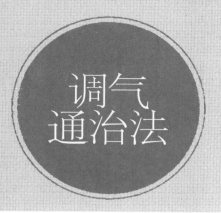

调气
通治法

根据研究，练调气功法的人，较少罹患感冒、呼吸道感染等疾病，因为这类功法能增加血液中各种免疫细胞，达到增强免疫力的目的，自然就不容易生病。

调气功法可以降低人体血液的黏稠度、提高免疫力，同时增强人体内脏的功能，延缓人体脏器的衰老。在此提供一些简易可行的功法，只要愿意持续练习，相信对于感冒或咳嗽的民众大有帮助。

气功 1 静坐/宁心静气，自然有效

有越来越多的科学研究证明静坐的好处，如《康健》杂志像58期介绍，美国麻州大学医学中心减压诊所从1970年开始开设静坐松弛训练课程，协助病患减缓压力与疼痛。爱荷华马荷许大学校区，包括小学、中学，每天固定两次静坐，校园暴力大幅降低。西点军校也开设静坐课程。美国通用（GM）公司免费提供员工六周静坐训练，生产力大增。靠近北美的一座监狱，犯人进行长期的静坐训练后，再犯率下降。而《常春》月刊第342期也曾报道静坐带来的健康体验，介绍静坐启发脑波共振的重要性与开发全脑的益处。

只要是专心且放松的、自然无杂念的静坐，都能帮助脑部及体内所有系统的传导更加顺畅与稳定，因为人的心只要能真的静下来，呼吸就会平稳而深长，气血推动顺畅，自然而然体内各个系统运作协调，发挥其应有的功能。

方法

1. 双手合掌在胸前，或双手置于膝上，双脚自然盘坐，微微地提肛夹紧会阴，脊柱拉直但不僵硬（使头顶心与会阴成垂直线）。
2. 眼睛半睁半闭（眼观鼻，鼻观心），舌头往上抵在上牙龈之后，以鼻子缓缓吸气、吐气，呼吸越慢越长越佳，所谓气若游丝，但源源不绝，从不间断。

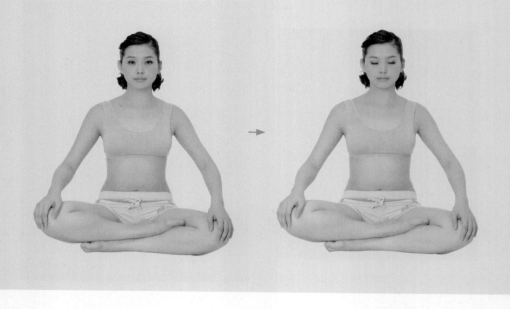

一呼一吸之间，全身逐渐发热起来，体内微循环越来越好，经络越来越畅行无阻，最后手心、脚心都会觉得暖烘烘的，通体舒畅，不仅感冒咳嗽减轻了，许多老旧的毛病，都有自愈的可能。

注意事项／

开始练习时，思绪常会杂乱不堪，要学会"忘记一切"，此时就只专心想一个"松"字，从头到脚，把每一寸肌肤都逐步放松，接着所有的内在器官也都变柔了，不再僵硬无感觉，不再有气血不畅之感。

你也许会觉得静坐很难，一坐下去千头万绪从心中涌上来，根本静不下来，所以建议一开始只要能练到身体会发热，静坐完觉得眼睛比较亮，耳朵听得比较清楚，精神体力变得比较好，那就够了。

气功2 嘶字诀共振式
/清气管、止咳嗽、疗感冒

当念"嘶"的声音时，把双手抚在左右胸部，就可明显地感觉整个肺腔、气管、鼻腔都受到"声音的共振"，周而复始的几次共振，就能逐渐清理呼吸道中的细菌、病毒、痰及杂物，畅通气管，并更新其细微组织，强壮抗病能力，增强"肺气"的力量，达到治疗感冒与咳嗽的目的。

方法

1. 双掌贴在胸部，再深深地大大地吸一口气。
2. 以低沉的嗓音持续不断地念"嘶"，等到呼到快没气了，再深深吸一口气，重复以低沉的嗓音持续不断地念"嘶"的声音，再重新开始。练习5分钟，一日数次。

注意事项/
练习时会出现喉咙痒与不自主的咳嗽，想要吐痰，这都是清的作用，对呼吸系统大有帮助。

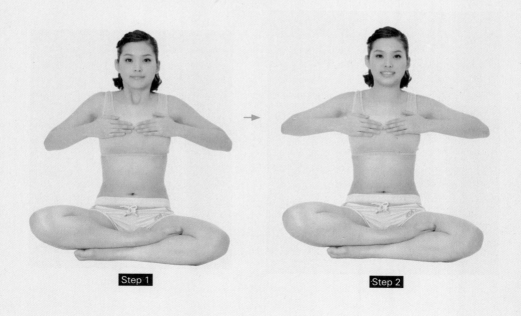

Step 1 → Step 2

气功3 聚气开弓式/开胸顺气，化痰止咳

当双手握拳时，竖直手臂，一用力，聚气就更容易。

方法

1. 或坐或站，双手握拳，拳心朝着嘴巴，双手臂竖直在胸腹前面，不断地以鼻子吸气，微躬上半身。
2. 接着大"喝"一声，将双臂向左右振出。
3. 重复前面动作几次或数分钟，可立即开胸顺气、化痰止咳。

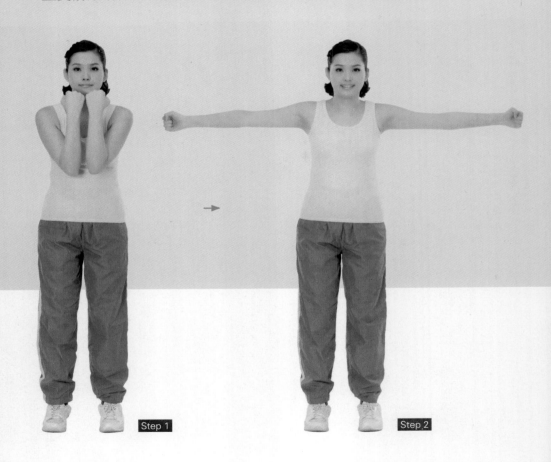

Step 1 Step 2

气功 4 鸵鸟式
/调肺顺气，祛痰止咳，防治感冒

当双手握在背后时，胸部内各个呼吸器官，就更能突显而达到改善的作用。

方法

1. 取站姿，两脚稍开，双手手指交叉相叠，合在背后。
2. 缓缓吐气，将上半身弯腰，同时合手往上举高。

注意事项 /

如果能举到手臂与身躯垂直，表示姿势正确，且你的呼吸系统状况良好。如果你的肺部很糟，双臂大概只能向上举一点点，大约与身躯呈45度，这就说明你需要多做这个运动来改善你的呼吸道，否则年纪越大，你的呼吸量会越来越小，直到百病丛生。

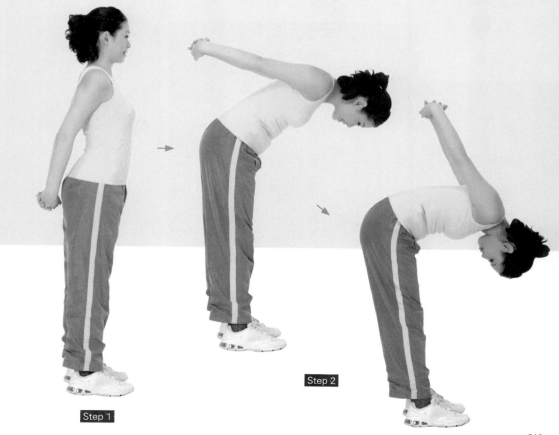

Step 1

Step 2

气功5 弯腰前倾运动
/适合咳嗽并且痰很多时

当弯腰且张嘴大口吐气时，上呼吸道会更容易打开，自然就可清出痰液。

方法

1. 取站姿，两脚打开与肩同宽。
2. 深深吸一口气，将左右掌均聚气在胸前。
3. 弯腰将左右手尽量往前伸，同时张大嘴巴吐气。挺身，重复所有动作数次，很快就可以咳出痰液，减少咳嗽。

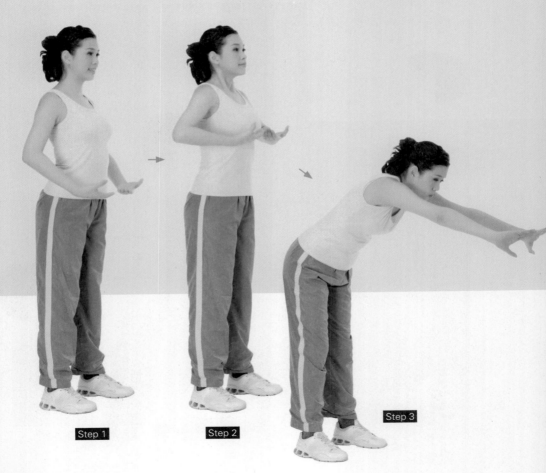

Step 1 Step 2 Step 3

气功 **6** 握拳抬头运动
/适合咳嗽并且喉咙痛时

当抬头时，就会不由自主地打哈欠，释放出身体的浊气与疲劳。

方法

1. 站或坐，掌心向上，双手平举至腰部。
2. 双手握拳，用力聚气，垂直手臂举在下巴下缘左右侧。
3. 抬头向后脸朝上，同时不断吸气，绷紧前颈与喉咙，产生不自主咳嗽，清理喉道。
4. 吐气时，放松，恢复原姿势。如此，重复所有动作数次，很快地喉咙就会轻松起来。

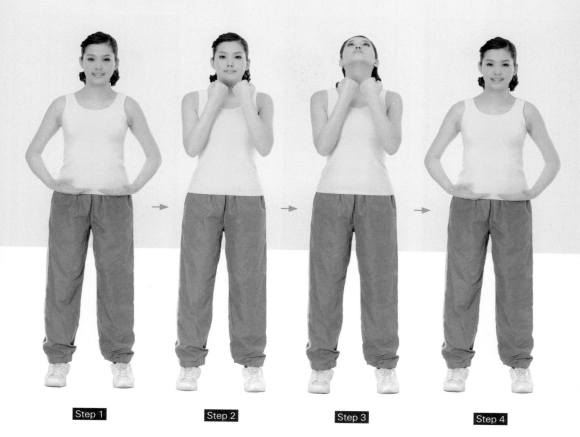

Step 1　→　Step 2　→　Step 3　→　Step 4

气功7 拉耳歪头运动
/适合咳嗽并且耳朵发炎肿大

当用力拉耳垂时，也会不由自主地打哈欠，释放出身体的浊气与疲劳。

方法

1. 站或坐，掌心向上，双手平举至腰部。
2. 若左耳朵发炎肿大，用左手拉右耳耳垂，由右向左拉，同时深深吸气，放松回正时缓缓吐气。
3. 反之，若右耳发炎肿大，即用右手拉左耳耳垂，由左向右拉，同时深深吸气，放松回正时缓缓吐气。如此，重复所有动作数次，耳朵很快地就会舒服起来，咳嗽也减少了。

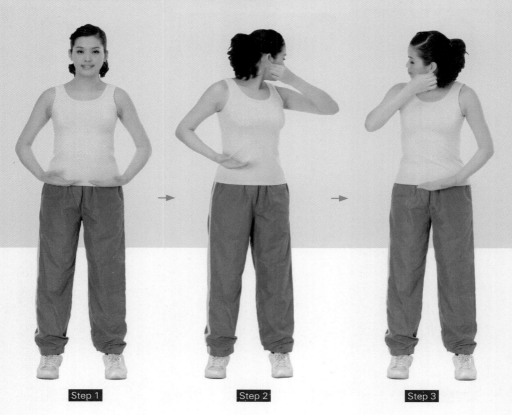

Step 1 Step 2 Step 3

气功8 握拳晃胸运动
/适合咳嗽又发冷时

握拳时，容易聚气；平举在左右胸前时，可打开胸腔；将左右手臂朝左右两边摇晃时，可迅速使身体温暖起来，尤其拳心会越来越热，带动能量，到达末梢，不会再感到寒冷。

方法

1. 站或坐，掌心向上，双手平举至腰部。
2. 双手握拳，用力聚气，平举在左右胸前，不断吸气，同时将左右手臂朝左右两边摇晃，振奋胸部、肩膀；吐气时放松。如此，重复所有动作数次，直到不再觉得发冷与咳嗽。

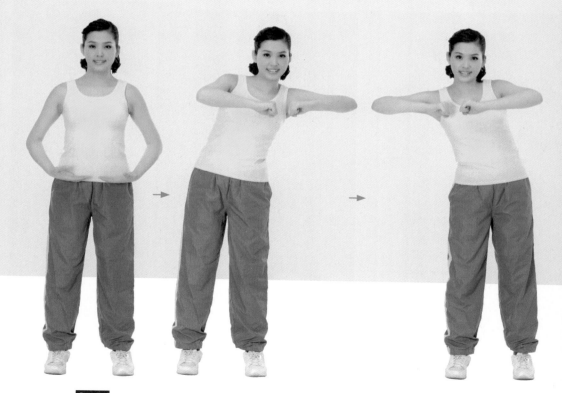

Step 1　　Step 2

气功 9 止逆降气运动
/适合咳嗽兼有恶心想吐时

掌心向上，吸气往上提时，容易聚气，导乱为正；翻掌往下且吐气，容易将体内浊气、秒气及怨气，从嘴巴吐出与由掌心往下排出，不再觉得恶心想吐。

方法

1. 站或坐，掌心向上，双手平举至腰部。
2. 双掌平举至左右胸前，不断吸气。
3. 将左右掌翻掌往下，缓缓推至下腹底，同时大口吐气。如此，重复所有动作数次，直到不再觉得恶心想吐。

感冒、咳嗽、呼吸道气喘，通治有妙招！

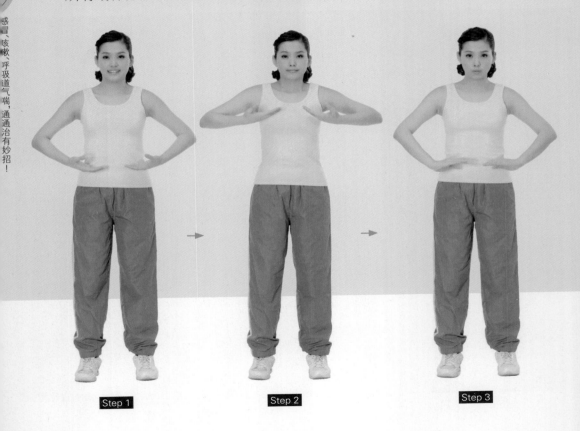

Step 1   Step 2   Step 3

气功10 垫脚尖走路运动
/适合咳嗽兼有头痛时

踮起脚尖时，全身的气较容易挺出来，聚在胸部与脚尖。而以脚尖走路时，气机运转，在上面的病会纾解到最下方去，所谓病在上则治下，以平衡的方法解决问题，达到最快的效果。

方法

脚尖为头部反射区，头痛时，垫脚尖走3～5分钟，可马上平衡头部的压力，缓解疼痛。

脚尖抬起

气功11 腹部逆转按摩运动
/适合咳嗽兼有腹泻时

双掌相叠，男性宜左掌在上，右掌在下，女性宜右掌在上、左掌在下，这样做起来较顺，容易顺气、聚气、暖气；以逆时针方向绕圈按摩肚子，乃是逆转大肠运行方向，温热整个腹腔，不再拉肚子。

方法

站或坐，双掌相叠，贴在肚脐，以逆时针方向绕圈按摩肚子数分钟，直到不再想腹泻。

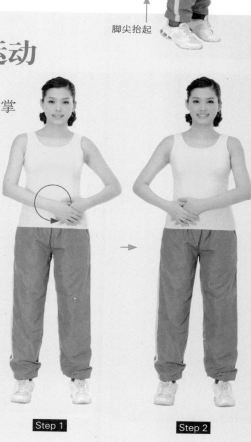

Step 1

Step 2

流感、SARS与普通感冒防治及改善法

流行性感冒、SARS和一般普通感冒在初期时，发病症状相当类似，都有咳嗽、发烧及喉咙痛等情况，容易令人混淆，也因此在前次SARS大流行，以及禽流感风暴中，都让人闻"咳嗽"而色变。

其实这三种疾病虽然相当类似，但仍有些许的不同，以下为流感、SARS与普通感冒的比较表，能让读者一目了然地分辨出三者的不同，并作为咳嗽时的参考依据。

流感、传染性非典型肺炎（SARS）与普通感冒的比较表

征兆	流行性感冒（Flu）	普通感冒（Cold）	传染性非典型肺炎（SARS）
起始症状	症状突然发生且在数小时之内恶化	症状逐渐发生，从鼻塞开始	发烧，且高于38℃
喉咙痛	偶有明显的喉咙痛	喉咙沙沙的，较不严重	程度不明的喉咙痛
发烧	高温、体温高于38℃	较少见到发烧，如果有的话，温度也只有些微升高	高温2天以上，体温高于38℃
头痛	通常伴随严重的头痛	偶尔会有轻微的头痛	程度不明的头痛
酸痛	会造成全身性的关节疼痛，并有明显且持续的疲劳与虚弱	较轻微或少见	颈痛、肌肉僵直或酸痛
咳嗽与喷嚏	症状开始之后的头一两天之内通常会咳嗽，打喷嚏则较不常见	通常会有打喷嚏与鼻塞。	干咳
病程	疾病期为1~2周，常有胸腔不适感	短期间可复原	最好的治疗方式尚未明朗，死亡率约3%
并发症	严重的，如肺炎、鼻窦炎、支气管炎及儿童的中耳炎，也可能造成心肌炎与脑炎	较轻微的	食欲不佳、神志不清、呼吸困难皮肤疹或下痢、肺部病变等
潜伏期	感染病毒的1~3天内发作		2~7天，最长10天

防治及改善DIY妙方

食疗

1. 梅、咸梅及甘草橄榄，可防病从口鼻侵入

乌梅内含苹果酸、枸橼酸、琥珀酸等酸性物质，有显著的抗菌表现，对于大肠杆菌、痢疾杆菌、伤寒杆菌等，均有抑制的作用。因此用紫苏腌渍的梅子，对于呼吸道及肠胃系统会有良好的保护作用，在公共场所时，不妨口含紫苏梅，再戴上口罩，等于有双层的防护措施，可减少被感染的几率。

此外，咸梅、甘草橄榄也有类似的效果，咸梅杀菌化痰、缓解喉痛；橄榄能清喉咙热毒，止渴生津，去除烦闷，止泻消胀。或常以淡盐开水漱口、漱喉咙，亦可预防。

2. 吃些切碎的生葱、姜、蒜及香菜，可助杀死病毒与细菌

《本草备要》记载葱乃肺之菜，能发汗解肌，以通上下阳气，解毒。姜能祛寒发表，宣肺气而开痰，解郁调中，畅胃口，助消化；大蒜能开胃健脾，通五脏，达七窍，去寒湿，解暑气，避瘟疫；芫荽（香菜）内通心脾，外达四肢，避不正之气。由此观之，葱姜蒜不仅含有辣素有助杀死细菌与病毒，皆能通七窍，畅通呼吸道。唯此三者秉性皆热，已有发烧或喉痛等热象者就不宜多吃。

改善周遭环境

1. **阳光：** 阳光能杀死病毒与细菌，并具有除湿化霉、增强抗病能力的作用。在晴朗的日子，尽量打开窗户，让阳光射进屋内片刻。

2. **空气：** 每个房间的空气要清新通畅，尤其厕所与厨房绝对不要湿漉漉的，只要一潮湿，细菌与病毒就繁殖得特别快。可以在室内焚烧艾草、檀香、沉香等，或在阳台种植七里香、紫苏、九层塔、薄荷等可帮助净化空气，预防传染病。

3. **水：** 室内外的水流，不论饮水或用水都要顺畅、干净。因此要常常清洁房子周围的水管、臭水沟或任何积水处，避免堵塞发霉，免得造成细菌及病毒的滋生。

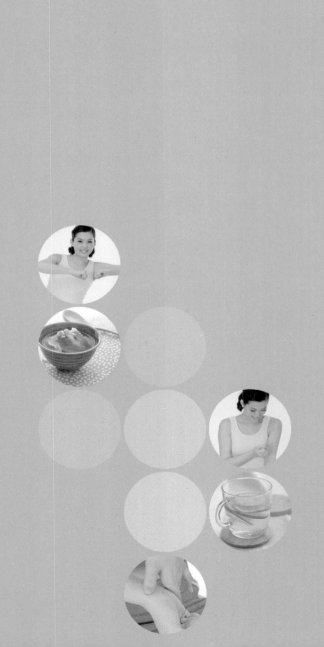

图书在版编目（CIP）数据

不咳了，多舒畅！—呼吸专家亲授的呼吸道疾病不药而愈法/吴建勋 著.
-- 青岛：青岛出版社，2014
ISBN 978-7-5436-9272-5

Ⅰ．①不… Ⅱ．①吴… Ⅲ．①呼吸系统疾病—治疗
Ⅳ．①R560.5
中国版本图书馆CIP数据核字（2013）第054809号

书　　名	不咳了，多舒畅！——呼吸专家亲授的呼吸道疾病不药而愈法
作　　者	吴建勋
出版发行	青岛出版社
社　　址	青岛市海尔路182号（266061）
本社网址	www.qdpub.com
邮购电话	13335059110　0532-85814750（兼传真）　68068026（兼传真）
责任编辑	傅　刚　E-mail:qdpubjk@163.com
选题优化	凤凰传书（fhcs629@163.com）
责任装帧	祝玉华
照　　排	青岛佳文文化传播有限公司
印　　刷	青岛双星华信印刷有限公司
出版日期	2014年 2 月第 1 版　2014年 2 月第 1 次印刷
开　　本	16开（710mm×1000mm）
印　　张	14
书　　号	ISBN 978-7-5436-9272-5
定　　价	29.80元

编校质量、盗版监督服务电话 4006532017 0532-68068670
青岛版图书售后如发现质量问题，请寄回青岛出版社出版印务部调换。
电话：0532-68068629
建议陈列类别：养生保健